神経発達障害診療ノート

著
橋本 浩
八雲町熊石国民健康保険病院
小児科・内科

中外医学社

はじめに

　神経発達障害（神経発達症）は，小児科や児童精神科あるいはリハビリテーション科でも症例数が増えているといわれています．統計学的にも小児の気管支喘息と大差がない頻度でその存在が認められています．当院でも，小児科や神経内科の守備範囲の一つとして，神経発達障害を対象とした診療を行っています．

　わが国では発達障害者支援法の成立後，ますます神経発達障害に対する注目が集まり，医療に対するニーズが増えているようです．しかし，成人では精神科だと神経発達障害を診てもらえる施設が少なく，小児科でも患者数が多すぎてスタッフや設備が不足し，年齢や通院年数などで独自の診療制限をかけざるを得ないところもあるようです．それほど患者さんは多い，ということのようです．

　それを受けて神経発達障害を扱った数々の出版物が刊行されていますが，データがたくさんあってどれがポイントなのか把握し辛い，専門的過ぎて初学者には難しい，などいろいろな書籍があるようです．

　そこで，最も基本的な部分をしっかり押さえようという目標を達成しようと書き下ろしたものが，本書です．つまり，難しい理論の話はほぼ出てきませんが，実地診療で必要なみかた，考え方の基本をしっかりと押さえておこう，というわけです．

　本書では，疾患名は DSM-5 に準拠しているので，それ以前の広汎性発達障害やアスペルガー症候群などの用語は，基本的には使用していません．2005 年に施行された発達障害者支援法では，神経発達障害を発達障害と呼称し，その範囲を「自閉症，アスペルガー症候群その他の広汎性発達障害,学習障害,注意欠陥多動性障害その他これに類する脳機能の障害であってその症状が通常低年齢において発現するものとして政令で定めるものをいう」と定義されており，この行政上の区分と学術上の区分には差異があります．しかしながら，この差異は今後も変化していくものと考えられて

います.

　本書がみなさんの日常診療のお役に立つことがあれば，幸いです.

　　　2018 年新春

　　　　　　　　　　　　　　　　　　　　　　　　　橋本　浩

目　次

Part 1 ● 総論

入門編　　1

- 神経発達障害とは　　*1*
- 疫学と社会的背景　　*1*
- 採算性を含む診療体制の問題　　*7*
- かかりつけ医と専門家および専門家同士の連携　　*9*
- かかりつけ医が発達障害を疑ったら　　*11*
- **Column** 臨床心理士もいろいろ　　*16*
  - 参考文献　　*18*

基本編　　19

- 神経発達障害の分類　　*19*
- 神経発達障害診療の基本　　*21*
- 治療とフォローアップの基本　　*40*
- NICU 退院児と神経発達障害　　*46*
- 神経発達障害と耳鼻咽喉科・眼科　　*47*
- **Column** 日本の学校教育の IQ 偏重による弊害　　*56*
  - 参考文献　　*57*

Part 2 ● 各論

A. 疾患各論　　58

- 知的発達症（群）　　*58*
- コミュニケーション症（障害）　　*59*
- 自閉スペクトラム症（ASD）　　*64*
- 注意欠如・多動症（ADHD）　　*70*

- 限局性学習障害（群）　*73*
- 運動症　*75*

B. 治療・療育・連携・支援の概要　81

- 心理療法　*81*
- リハビリテーション　*84*
- ソーシャル・スキル・トレーニング（SST）と
  ライフ・スキル・トレーニング（LST）　*87*
- ペアレントトレーニング　*88*
- 神経発達障害と食事　*90*
- 薬物療法　*91*
  Column 困った母親が増加している…？　*100*
  - 参考文献　*102*

Part 3 ● 応用・発展編

- ライフサイクルと支援　*103*
- 就労支援への取り組み　*118*
- 神経発達障害をもつ児の入院管理　*119*
  Column 未来の神経発達障害治療は，栄養療法が中心に？　*123*
  - 参考文献　*126*

Part 4 ● 症例編

- 症例1　*127*
- 症例2　*133*
- 症例3　*138*
  Column 神経発達障害に対する法律と差別の問題　*142*

索引　*145*

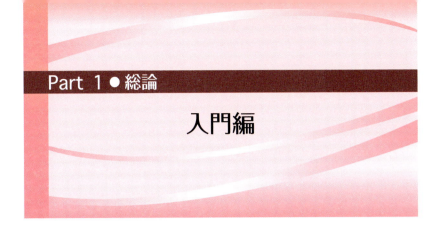

Part 1 ● 総論

入門編

ここではまず,最も基本的な重要事項を解説します.

神経発達障害とは

　神経発達障害(神経発達症)とは,成長の過程で次第に明らかとなる行動やコミュニケーションの障害であり,自閉スペクトラム症(自閉性スペクトラム障害 autism spectrum disorder：ASD)や注意欠如・多動症(attention-deficit/hyperactivity disorder：ADHD)を主要ないし中核的なものとし,そのほかに学習障害,多発性チック症状を伴い強迫性障害を高率に発症するトゥレット障害,言語能力には異常がないのに学校など特定の場面では話すことができない選択性緘黙症,あるいは,手足のバランスをとった動きが苦手で不器用なことで知られる発達性協調運動障害などの周辺症があり,これらが相互に合併することが多いことが対応に際して注意すべき大切なことだと考えられています.例えば,ASDとADHDの併存率は50〜60％以上であるという報告もあります.

疫学と社会的背景

　2012年に文部科学省が全国で実施した調査では,普通学級における児童生徒の神経発達障害と考えられる者の割合は約6.5％であったと報告されています.2011年の名古屋での鷲見聡らの調査では,知的障害(知的発達症)が1％,自閉スペクトラム症

（ASD）が約2％認められたと報告されており，他の調査では注意欠如・多動症（ADHD）が3〜5％，学習障害が約5％などと報告されています．さらに，より新しい報告ではより高頻度であるとされる傾向があるようです．

　これらの数字は決して小さくはないと考えられますが，近年になって有病率が増加したのではなく，社会的な構造や考え方などの変化とともに社会における神経発達障害（発達障害，心神発達症）に対する認識・理解が進み，その存在がクローズアップされるようになって受診率が上昇し，診断される絶対数が増えたからであるといわれています．

　また，従来ならば知的障害（知的発達症）と診断されていたと思われる小児のなかにASDやADHDなどの診断がなされる割合が増えたとも考えられています．つまり，診断の質的変化も大きな影響を与えていると思われます．

　行動やコミュニケーションは社会的な要素ですから，それらが異常かどうかという線引きには，医学だけではなく，文化・社会的な影響が大きく，その社会の在り様，社会のシステムが障害の範囲を決める大きな要因になります．その意味で，神経発達障害の内容はそれぞれの社会によって差異が生じる可能性があります．例えば，個人の個性を重んじることが日常的に定着している国では，そうではない国よりも個性的で奇抜な言動をする人が神経発達障害を疑われる可能性は小さい傾向にあるというわけです．

　わが国では，高度経済成長の前後に生まれた様々な社会問題を背景に知的障害者福祉法ではカバーされないASDやADHD，学習障害，トゥレット障害（症候群），発達性協調運動障害，吃音を支援の対象とする発達障害者支援法が2004年に成立し，2005年に施行されたことや，学校におけるいじめなど社会的な

> **Part 1** 総論——入門編

問題が，神経発達障害に対して人々，特に教育関係者が眼を向けるようになる大きな要因として作用したものと思われます．

　教育分野では，文部科学省により様々な障害に対する特別支援教育という制度が確立し，普通教育のなかでも特別支援教育が行われるようになったことがそれに拍車をかけたと考えられます．平成5年以降，特別支援教育を受けている子ども達は年々増加しています．そして，医療の分野でも神経発達障害児の数は年々増加しており，谷合らの調査では名古屋市の療育センターでは1998年から2012年までに受診者に占める神経発達障害と診断された子どもの割合は，23.1％から48.2％に増加したと報告（小児の精神と神経．2016；55：325-33）されています．

　しかし，この数字だけで神経発達障害という疾患が増えているとは断定できず，受診率と診断率が上がったに過ぎないという意見もあります．つまり，学校生活や園生活に子ども達を適応させたい教育者と親が増加し，適応したい子どもが増えた，という見方があるわけです．

　神経発達障害は何らかの脳機能障害の存在が前提となって発症するものであり，不適切な養育方法だけで生じることはないと考えられています．

　一卵性双生児におけるASDやADHDの診断一致率は60％以上あることが知られており，遺伝的要素が関与していることが考えられていました．脆弱X症候群や結節性硬化症などの先天異常症候群は高率にASDを合併することから，それらの疾患遺伝子がASDの原因となる遺伝子ではないかと考えられてきました．そして，基礎疾患がないASD児において*SHANK3*や*neuroligin 4*あるいは*CNTNAP2*などの遺伝子異常の存在（Nat Neurosci. 2011; 14: 1499-506）などが報告され，これらの遺伝子異常のある動物モデルがASDに相当する行動異常を示すことが確認されています．ADHDもドーパミン関連遺伝子やセ

ロトニン関連遺伝子の異常がそれぞれ複数報告されています.

　その一方で，発症リスクとなり得る環境因子も指摘されています．神経発達障害にトラウマが重なった場合は世代間で神経発達障害の連鎖がみられるとする報告が多く，神経発達障害として診断されていない成人の大半が神経発達障害児の親であり，しばしば子どもへの過剰な叱責や体罰を繰り返しており，虐待と同様に様々なトラウマを抱えた親であるという意見もあります．このような場合，子どもへの愛着形成に著しい困難が生じ，学齢期になると明らかな愛着障害が認められるようになり，それから生じる自律的情動コントロールの困難さによって激しい気分変調が生じると考えられています.

　また，子宮内での高濃度バルプロ酸曝露は ASD 発症のリスクが高いことが知られています．ASD と ADHD はいずれも早産などの周産期異常や妊娠中の大気汚染あるいは喫煙のリスクも指摘されています.

　疫学的には神経発達障害は，全体としてみると女児よりも男児に多いことが知られており，2014 年には日本では経済的に困窮している家庭に ASD が多いことが報告 (Fujiwara T, et al. PLoS One. 2014; 9: e101359) されました．各種のコホート研究から ASD は遺伝要因や初期の環境要因による神経発達異常による結果生じるというコンセンサスが確立されつつある一方で，親子間の相互作用の質によって遺伝要因や環境要因のリスクが拡大または縮小し得るという知見も報告されています．子どもが注意して聞き取ろうとする抑揚のあるゆっくりした発語（マザリーズ: 母親語）の使用や乳児期からの父親の育児参加が，ASD の徴候を示す乳児の社会的反応性の発達を促進するという報告もあります.

Part 1 総論——入門編

　学習障害や発達性協調運動障害などのコホート研究はあまり進んでいませんが，ADHD と診断されるのは，子どもの時は男児が女児の数倍も多いのに，成人期では男女比が同じになることが知られています．

　この理由を女性では多動型よりも注意欠如型が多いためであろうと推測している専門家が多いようです．つまり，女児は男児よりもおとなしい子どもが多く，不注意があっても多動が目立つ例が少ないために小児期では ADHD と診断されることが少ないと考えられています．また，女性の ADHD は小児期や思春期では双極性障害や摂食障害の疑いがもたれる傾向があることを指摘する専門家もいます．

　昔は，突然に奇声を発する子，落ち着きなくじっとしていられない子，こだわりが強い子などを「変わった子ども」と認識して疾患があると認識する人はそうはいませんでした．30 年以上前，私が医学生だったころは，多動・衝動性・不注意あるいは協調運動障害などの症状を示す子どもを「微細脳機能障害」という概念で説明する教科書があった程度であり，多くの小児科医や児童精神科医はそれほど注目してはいなかったようです．

　しかし，これらの子どもは「他の多くの子ども達＝みんな」とは違うことを理由に学校などでいじめの対象にされることも少なくなく，学校での教育的対応が問題にされるようになりました．その後，老人性痴呆症が認知機能の異常であることから認知症とよばれるようになった頃から脳科学の大衆化が始まり，脳機能トレーニングをするというゲームが登場して認知機能が脳機能の主要な一つであることが広く理解されるようになると，微細脳機能障害は認知機能をはじめとする何らかの脳機能障害を基礎とした神経発達障害の一つである ADHD としてクローズアップされるようになったと考えられます．

JCOPY 498-32808

5

わが国では，2004 年に成立した発達障害者支援法を契機に，医療や教育の分野で一気に神経発達障害が注目され，「変わった子」は患者であり医療と教育を軸とした特別な支援が必要だという認識が社会全体に受け入れられる下地ができたと考えられます．

　疾患あるいは障害として社会的に目立つ存在になると，その治療薬としていくつかの新薬が発売されました．薬剤が発売されると，それを処方したいと考える医師が疾患として取り扱うようになり，それが「神経発達障害の医療化」と言えるかもしれません．

　さらに，2013 年にアメリカ精神医学会から公開されたDSM-5 という診断基準に従って症状を分析することで多くの医師が神経発達障害を診断できるようになったことは評価に値することで，それは神経発達障害を医療の対象とする医療化を推進したと考えることができるでしょう．

　このような変化も神経発達障害があると診断される子ども達の数を増やした要因であると考えられています．

　神経発達障害は脳の機能的な異常を基礎ないし前提とする疾患であるという考え方は医学としては確立しつつある，というのが小児科医や児童精神科医の大方の見方だと思われます．しかし，「障害」という言葉が差別的であるとして，使用を避けようとする人々がいることも事実です．疾患が差別の対象となる，という事象はとても奇妙なことであると思われる医療従事者が少なくないと思われますが，疾患概念に文化的背景が大きく影響する場合，社会文化的に周囲の人々にとって「変わった子ども」や「変わった人」が学校や社会でいじめられる，つまり，差別されるという問題は回避不可能なようです．

　様々な立場から「神経発達障害を巡る議論」が行われていますが，今もってその評価や結論は定まっていないといわれていま

Part 1　総論——入門編

す．しかし，当事者である子どもを含めた神経発達障害のある人々とその家族は，神経発達障害によって日常生活において様々な困難に直面し，その障害を大きな負担として捉えていることは事実です．しかも，その苦悩は当事者にしかわからない，という側面をもっています．

その一方で，生活障害として神経発達障害を診て医療的介入を行うことで，その障害による生活における困難さや苦悩を軽減することが効果的に可能なことも少なくなく，それがそのまま患者とその家族の支援につながります．

採算性を含む診療体制の問題

大学病院など大規模な病院でも小児科や精神科の児童精神科部門の外来，あるいはリハビリテーション科で，神経発達障害の専門外来があります．しかし，統計で示されているように神経発達障害によって生活上での様々な困難さを抱えている子ども達とその家族は少なくなく，大病院だけでは対応しきれる人数ではありません．しかも，子ども達や家族にとって，いきなり大病院に出かけるのは心理的に敷居が高すぎる場合も少なくないのが現実です．そこで，街中にある中小の病院やクリニックでの対応が望まれます．つまり，プライマリケアとしての対応が必要であり，私もそのような医療機関で様々な職種のスタッフと共に神経発達障害の診断やリハビリテーションに携わってきました．

診療体制は，医師，看護師のほかに臨床心理士・心理療法士といった心理職，作業療法士，言語聴覚士（言語聴覚訓練士）や地域連携室のメディカルソーシャルワーカーが加わる施設も少なくありません．

医師は初診の患児には1時間以上，再診の患児にも30分以上

JCOPY　498-32808

7

の長い時間をかけて診察をすることも少なくありません.

　心理職は心理検査や心理相談などを担当します. しばしば使用されるＫ式発達検査やWISC-Ⅳ, あるいは, KABC-Ⅱは1時間から1時間半程度かかりますから, 子どもの状況によってはどの検査も2～3週間の間に2～3回に分けて行うこともあります. これらの心理検査は, 講習会に参加するなどして検査方法を習得した作業療法士や言語聴覚士が行う医療施設もあります. また, 主に作業療法士が行う日本版ミラー発達スクリーニング検査を採用している施設もあります.

　いずれにしても, 一人の子どもの診療に長時間を要しますから, 採算性が高い部門ではないといえます.

　臨床心理士・心理療法士は国家資格ではなく, 保険診療上はこれらの心理職の仕事単独に対する診療報酬はありません. 診断が確定すると小児カウンセリング料が小児科専門医による診療のときのみ算定できます. しかし, 小児科専門医が必ずしもカウンセリングができる専門的な知識を含む力量があるわけではなく, この制度は疑問を感じます. 少なくとも, 名ばかり専門医で終わることなく, 患者とその家族, 社会に対する職責として研鑽に励みたいものです.

　心理検査や発達検査は医師が必ず診療報酬のルールに従ったカルテ記載を行って検査結果を評価, 考察しなければ保険点数の請求は認められません. また, これらのスタッフによる心理相談にも保険点数は設定されていません. つまり, 臨床心理士・心理療法士の人件費などの経費は, 医療機関の持ち出しになるということです. しかも, 心理検査に必要な検査道具一式は基本セットだけで20万円前後あるいはそれ以上もするのに対し, 検査の診療

報酬は最も高くて450点ですから，採算性はかなり厳しいといえます．

　このように保険診療の範囲内で運営困難な神経発達障害について，完全な自費診療で運営が行われている施設もありますが，かなり高額な費用になる施設が多く，神経発達障害の疫学的検討における家庭の経済状況の調査結果を考えると，利用できる子どもとその家族はそれほど多くはないと思われます．

　一方，新しい国家資格として公認心理師という心理職が設定されました．今後，公認心理師を作業療法士や言語聴覚士のような位置づけで保険診療に参加させるなど，保険診療制度の改善・改革が望まれます．

かかりつけ医と専門家および専門家同士の連携

　神経発達障害の診療には，診断確定前はもちろん，確定後も毎回の受診に長時間を要することが少なくありません．特に検査や様々な問題についてのカウンセリングが必要な場合は，専門家がいる医療機関でも長時間が必要となり，診療の順番を待つ時間も長くなり，静かに待っていることが苦手なことが多い神経発達障害がある子ども達とその家族にとっては受診そのものが負担になります．

　また，大きな病院にでかけることは，子ども達やその家族にとって圧迫感を感じるなど敷居が高く思えることだと考えられます．「できれば，自宅の近くの以前から診てもらっている先生の診察を受けたい」と考える家族は少なくありません．実際，学校や幼稚園，保育所あるいは健診で神経発達障害の可能性を指摘され，「とりあえず，かかりつけ医に相談してみよう」という家族も増えているといわれています．

神経発達障害の診断や治療には，対象となる子どもの成育歴や家庭環境などの背景を考慮することは必要不可欠であり，背景とそれまでの病歴や子どもの様子をかかりつけ医としてよく知っている，そして子どもとその家族との間に信頼関係が構築できた，かかりつけ医がいれば，安心して受診できる子ども達とその家族は少なくないと思います．

　また，神経発達障害がある子ども達を支援する上で，医療面だけではなく，幼稚園や保育所，学校などでの対応には，これらの教育機関との協議や連携といった協力関係も必要になり，より細部にわたって地域に根ざした診療活動を行うことが可能な，かかりつけ医によるプライマリケアが重要な役割をもつといえます．

　プライマリケアによる診療体制が確立し，その上で必要な高度に専門的な診療を提供できる中核病院や専門家とプライマリケアとの連携ができることが，子ども達とその家族にとって有用であると考えられます．

　他方，中核病院あるいは専門家が集まった施設でも，それぞれの施設における様々な問題があり，単独で神経発達障害の診療を完結できる施設は，全国的にみるとそう多くはないようです．例えば，診療を求めてやって来る神経発達障害をもつ子ども達が多くなり，心理職や作業療法士，言語聴覚士，看護師といったマンパワーが不足し，自施設の受診者年齢あるいは特定の作業療法を小学校入学前までに制限し，制限を受けた子ども達を他の専門施設に紹介する施設もあります．

　以前，私はそのような子ども達の紹介を受ける立場にある小規模病院で神経発達障害の診療を担当していた経験がありますが，その病院もマンパワーの慢性的な不足に悩みながらなんとか運営しているというのが実態でした．

　発達障害者支援法が成立してから 10 年以上が経過していても，まだまだ医療面にも不備があると言わざるを得ないと思われ

ます.

　そのような厳しい状況にある施設は少なくないと思われ，今後の医療制度の改善・改革が望まれる分野であると考えています.

かかりつけ医が発達障害を疑ったら

　小児科医は，小児総合診療医です．もちろん，内科をベースとする総合診療医やプライマリケア医や家庭医も総合診療医であり，私は「小児科だ，小児科じゃないと区別するのは時代遅れであり，小児科医だってお母さんをも診るべきだ，子どもの総合診療医として皮膚科や耳鼻科あるいは整形外科，精神科の領域だって，時には高齢者だって診るべきだ」と考えています.

　診療科に垣根を作るのは，特定の分野しか診たくない名ばかり専門医のやり方であり，私は過去に手術ができない外科医に遭遇したこともありますし，指導能力のない指導医資格をもった，しかも資格をひけらかすだけでしかないいろいろと不思議な専門医に出会った経験もあり，学会を辞めると無くなってしまう上にそのような医師と同じ資格を欲しいとは思わなくなってしまいました.

　さて，それはさておき，ここでは"かかりつけ医はみんな総合診療医である"という前提で，話を進めます．ここで言う専門家は，"神経発達障害外来"など専門外来を担当する小児科医，小児神経科医，あるいは児童精神科医のことです．日本小児科学会がいう小児科医とは，小児総合診療医ですよね.

　これまで進めてきた話とかなり重なりますが，重要な部分なので，改めてここで書くことにします.

1　最低限知っておくべきこと

　神経発達障害は脳機能の先天的な機能障害の存在を前提として，認知機能が障害されており，言語，社会性，協調運動，感

情・情緒のコントロールが上手くできないという生活上での困難さがある状態であり，疾患名としては自閉スペクトラム症（autism spectrum disorder：ASD）と注意欠如・多動症（attention-deficit/hyperactivity disorder：ADHD）が主要なものであり，その他にも複数の疾患分類があります．

　これらの神経発達障害は，年齢によって顕著に認められる主要な症状，生活上の困難さが異なるという認識が患者を見落とさないためには必要です．

　乳幼児期の ASD では言葉の遅れ，こだわり，集団生活に馴染めないなどの生活上での困難さが目立ちます．ADHD は幼児期から学童期のはじめに症状が目立つようになりやすく，落ち着きがない，対人トラブルが多い，授業中にじっと座っていられない，交通事故など不慮の事故に遭いやすいなどの特徴が目立ちます．

　その後，年齢が進むに従って，それらの特徴的な行動や困難さに対する周囲の対応に影響され，心因反応や二次障害を生じ，様々な症状や困難さを示すようになります．二次障害とは，神経発達障害の本来の症状や特徴とは別に，むやみに反抗する，非行に走る，過度に内気になり親から離れられなくなる，相手かまわず際限なく甘えるようになる，甘えを偶発的に受け入れられないと爆発的な怒りを示す，など神経発達障害の子ども達の多くが示す症状を逸脱した状態となり，家庭や学校，社会での生活において対応に苦慮する子どもへと変化することであると考えられています．二次障害は，神経発達障害と周囲の様々な環境要因との相互作用の結果であると考えられています．そのため，不登校や不定愁訴の背景に神経発達障害がないかどうかを検討する必要があるとされています．

　成人になっても二次障害とよばれる様々な問題が認められることが少なくありません．例えば，ADHD では成人に達してから交通事故を多発させたり，うつ病を発症したり，というリスクが

高いといわれています.

つまり，一生涯にわたる健康問題であり，育て方，躾，教育の良し悪しとは本質的な関係はないと考えられています．ただし，心理療法を含むリハビリテーションや薬物療法などの医療と教育などの協業による環境の改善などの支援によって，予後が改善できることがわかってきました.

しかも，異なる種類の神経発達障害がしばしば合併することも知られています.

そんなわけで，家族からの相談や日常的な疾患による受診で「気になる子ども」をみかけたら，神経発達障害の有無を考えてみることが，プライマリケアを担う総合診療医には社会的にも求められるのです.

神経発達障害は早期に介入して医療的支援と学校などの教育的・社会的支援を受けると成人になってからの予後が良いとされており，「気になる子ども」をできるだけ早期に見つけようとする日頃からの心がけが大切です.

発見した場合，市町村の保健センターや児童福祉課に連絡して，児童相談所などでスクリーニング検査となる発達検査を依頼したり，専門医をはじめとして地域社会におけるネットワークを紹介してもらい，そのネットワークに参加する努力をする必要があります.

家族によっては，子どもに神経発達障害の疑いがあると指摘されることに嫌悪感をもつケースもあります．そのような家族に対しては，子育てや子どもの発達について相談できる場所として発達障害支援センターや児童相談所，市町村の子ども支援課など様々な窓口や医療機関で相談ができることを伝え，家族が問題意識を強める機会をもつことが必要になります.

問題意識をもっていても相談に踏み切れない家族に対しては，家族に理解や納得ができる神経発達障害の子ども達の特徴を説明し，該当する子どもに神経発達障害の疑いがあることを伝え，専

門家の外来を受診することの利点を説明し，いろいろな支援を求めることができる社会資源のネットワークがあることも紹介するとよいと思われます．

表1	神経発達障害に対する支援のための社会ネットワークに含まれる主な機関・組織

- 医療機関: 小児科，小児神経科，児童精神科
- 行政: 市役所，子ども支援課・児童福祉課，保険所，児童相談所，発達障害支援センター，市町村保健センター，子育て支援センター
- 児童デイリハビリテーション，日本発達障害ネットワーク，NPO 患者会・親の会
- 教育機関: 特別支援幼稚園・保育園，特別支援学級，支援学校，教諭・養護教諭および心理カウンセラー

2 かかりつけ医と専門家との連携

　神経発達障害の診療を始めたばかりの時期は，経験が豊富な医師や専門家に相談したり，併診したりすることが，研修としては望ましいと思います．

　専門家に患者を紹介する場合，診断に必要な発達歴や家族歴の詳しい情報がまず必要となります．かかりつけ医と専門家が相互に共有すべき診療情報として，整理整頓された患者情報，患者の問題点と目標，治療手段などがあります．

　これらの診療情報をかかりつけ医と専門家が，共通のフォーマットを協議の上で取り決めて，地域連携を実践しているところもあります．そのような地域では，行政や教育関係者も参加したカンファレンスを開催していることもあるようです．また，不測の事態に備えてかかりつけ医からの依頼で1〜2週間以内に専門家が診療を行う神経発達障害外来の緊急受診システムまで構築しているところもあります．

14

Part 1 総論──入門編

表2 神経発達障害がある子どもによく観察される症状や特徴

年　齢	症状や特徴
～1歳	● 抱っこが難しい　● 視線があわない　● 周囲の人の微笑に反応しない ● 喃語が少ない　● おとなしくて手がかからない ●「バイバイ」「ちょうだい」「どうぞ」などの簡単な声かけが理解できない
～1.5歳	● 発語がない　● 指差しをしない　● 周囲の人への関心が少ない ● 名前を呼んでも反応しない，振り向かない　● 模倣行動をしない
2，3歳	● ごっこ遊びに興味をあまり示さない　● 高いところなども怖がらない ● 苦手な，あるいは嫌いな音や触覚がある　● 睡眠リズムが整いにくい ● 他者とのコミュニケーションに言葉が少なく，オウム返しが多い ● 物を並べたり，特定の物をじっと見ていたりすることが好き ● 特定の一人遊びにこだわる　● 偏食が強い
就学前	● 指示を理解して集団で行動することが苦手 ● 洋服の着脱が上手くできない ● 日常の動作・行為の「決まった手順」にこだわりがあり，変更を嫌う ● 他の子どもとの言葉のやり取りが苦手で，一緒に上手く遊べない ● 数字や文字，マーク，電卓，記号など特定のものに強い興味・関心を示す ● 道路の横断や高所での危険を考えていないような行動をすることがある ● マイブームが極端に強く，阻止されると爆発的に怒りを示すことがある ● じっと座って話を聞いたり，絵本を見たり，集中したりすることが苦手
小学生	● 授業中にじっとしていることが苦手で，うろうろしやすい ● 学校の学習についていけない ● 忘れ物が多い，物をよくなくす，忘れる ● 遊びのルールを覚えられない，守れない ● 登校を渋る ● 冗談を理解できず，周囲から浮いてしまう ● 空気が読めない ● 他児との共同作業が困難 ● からかわれたり，いじめられたりすることが多い
中学生 以上	● 興味を示す対象・内容が極端に片寄っている ● 特定のことに関心が強い ● 学習分野によって，得意・不得意に極端な差がある ● 友人を作りたがらない / 仲間ができにくい ● 周囲の人々との交流を好まない，あるいは，避ける

※注意事項：これらの症状がいくつかみられるという理由で診断するのは誤診の原因になり得る

かかりつけ医も熟練すれば，直接的な子育て支援だけではなく，診断告知や心理療法あるいは薬物療法についても患児の家族に直接的に話ができるようになります．神経発達障害の診療で最も大切なことは，一人一人の子どもの良き理解者となり，その家族，特に親と共に悩みを共有し，共感しながら10年以上の長期間にわたって子どもの成長を見守って行くことであり，処方箋を発行することではありません．月に1度の定期診察は子どもの成長の確認作業であり，薬剤の処方はオプションです．

　診療所や小規模病院であっても，作業療法や感覚統合療法あるいは心理療法を定期的に実施する場合は，毎回必ず専門家である医師が診察して子どもの身体状態や心理状態を評価し，その時々の子どもや親の心配事や悩み事に耳を傾け，一緒に考えることが大切です．

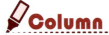

臨床心理士もいろいろ

　大学院で心理学を専攻し，資格試験に合格して臨床心理士の資格を得ることが一般的です．医師も一定の条件を満たせば，臨床心理士の資格試験を受験することができます．

　精神科や小児科がある大きな病院では，常勤として複数の臨床心理士が働いている施設もありますが，全国規模で考えると，それほどそのような施設の数は多くはないようです．

　個人で心理相談室を開設し，週1〜3回程度，精神科や小児科のある病院やクリニックでパート勤務をしている臨床心理士も意外と多く，医療機関でパート勤務する動機も，一定の収入を確保したい，以前からもっているスキルを維持したい，新しい経験も積み上げながら自分のオフィスを運営したい，など様々だということも知られています．

　クリニックや小規模病院では，常勤臨床心理士を確保するのが難しく，その規模や対象小児の数に応じて，週1〜3日程度を充足できる

人数のパート臨床心理士を雇用しているところも少なくありません.

　検査対象の子どもに心理的な問題があるかどうかをスクリーニングするための心理検査や発達検査をする実務経験は小児科や児童精神科ではもちろん必要です. しかし, 多くの医療施設ではスクリーニングのための検査だけでは十分ではありません. 対象となる子ども達一人一人の特性を理解し, 問題点は何か, あるいは問題点を探り当てる糸口はないか, 支援のために何が必要か, あるいは支援のために何が必要なのかを探り当てる糸口はないか, という部分に焦点を当てた検査の実施と検査レポートを期待して医師は検査オーダーを出します.

　ところが, そんな医師の検査意図を理解しないまま, マニュアル通りの機械的な結果判定のレポートを作成し, せっかくの検査を単なるスクリーニング検査だけで終わらせてしまう残念な臨床心理士さんも少なくないのは現実です.

　そんな時, 臨床心理士に医師から要望を出して実行してもらう必要があるのはもちろんですが, 大学院の修士課程や博士課程を終えている人々に対してはそれなりの敬意を示すことも必要になるでしょう. 医師にとって臨床心理士と一緒に仕事をすることは, 発達心理学を学ぶ上で素晴らしいチャンスです. 発達心理学や神経発達障害に関する様々なディスカッションや共に学ぶ姿勢を通して, 医師と臨床心理士が互いに高めあうチャンスだと言っても過言ではありません.

　医師と臨床心理士の勤務時間が一致しない場合も, メッセージを互いに交換し, 他のスタッフを通じて資料などの交換を行い, 協業を深めていく姿勢を堅持することは医師として必要なことだと思います.

　公認心理師という公的な資格が定められたことにより, 今後は臨床心理士の多くが公認心理師の資格を取得していくのではないかとの予想もあります. この資格は, 心理職の職位を高める資格であることが期待されると同時に医師と心理職の共同作業がよりよい方向に構築されていくためのツールとなってほしいと私は期待しています.

参考文献

1) 日医会誌. 第 145 巻・第 11 号. 発達障害児・者を支援する.
   （初心者向けのアウトラインをわかりやすく解説したレビューを集めた特集）

2) こころの科学・別冊. DSM-5 対応 神経発達障害のすべて. 2014 年.
   （連合大学院小児発達学研究科による神経発達症に関する詳細なレビュー）

3) 臨床リハ　特集　発達障害児を診る―初診からフォローアップまで. 2016;
   25（4）.
   （リハビリテーション医やセラピストのための実地に即した解説を集めた特集）

4) 黒木春郎. プライマリケアで診る発達障害. 中外医学社. 2016 年.
   （一般小児科医が発達障害について学び，診療するための実践的なガイドブック）

5) 新島新一，ほか. こどもの神経疾患の診かた. 医学書院. 2016 年.
   （一般小児科医や研修医のためのポイントをきちんと押えた小児神経学入門書）

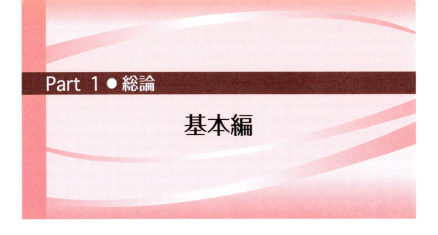

Part 1 ● 総論
基本編

　ここでは，疾患としての神経発達障害の分類とその基本事項を解説します．

神経発達障害の分類

　アメリカ精神医学会による精神科疾患の分類基準の最新版であるDSM-5では，神経発達障害は，以下の表3のように分類されています．主な表現の名称を示し，（　）内に別の表現を示しています．どちらの表現を用いてもよいとされています．

　神経発達児の親達は育児への自信喪失や将来に対する不安，社会に対する劣等感あるいは子どもや自身に対する罪悪感などネガティブな感情を抱いていることが多いという理由で，子ども達の病名に「障害」がつくことに子ども自身やその親達家族に大きな衝撃を与える可能性があるDSM-5のdisability（不可逆的な能力消失状態）を「障害」と翻訳し，disorder（可逆的な能力喪失状態）を「症」とし，なるべく「障害」を用いないことを推奨する学会関係者などもいます．しかし，神経発達障害がある子どもの親のなかには，「症という病気じゃない，障害だ」と言って「症という病名を使われること」に公然と怒りを示す人々も現実にいて，時としてメディアに取り上げられている場合もあります．つまり，必ずしも「症」という呼称の推奨が正しいとは言い

表 3 神経発達障害の分類（DSM-5）

- 知的発達症（群）
    - 知的能力障害（知的発達症または障害）
    - 全般的発達遅延
    - 特定不能の知的能力障害（特定不能の知的発達症または障害）
- コミュニケーション症（群）
    - 言語症（言語障害）
    - 語音症（語音障害）
    - 小児期発症流暢症（小児期発症流暢障害）または
    - 小児期発症吃音（小児発達性吃音）
    - 社会的（語用論的）コミュニケーション症または障害
    - 特定不能のコミュニケーション症または障害
- 自閉スペクトラム症群または自閉症スペクトラム障害群
    - 自閉スペクトラム症または自閉症スペクトラム障害
- 注意欠如・多動症（注意欠如・多動性障害）
    - 注意欠如・多動症または障害
    - 他の特定される注意欠如・多動症または障害
    - 特定不能の注意欠如・多動症または障害
- 限局性学習症（限局性学習障害）
    - 限局性学習症または障害
- 運動症（運動障害）
    - 発達性協調運動症または障害
    - 常同運動症または障害
    - チック症または障害
    - 他の特定されるチック症または障害
    - 特定不能のチック症または障害
- 他の神経発達症（障害）
    - 他の特定される神経発達症または障害
    - 特定不能の神経発達症または障害

（高橋三郎，監訳．《DSM-5 セレクションズ》神経発達症群．東京: 医学書院; 2016[1]）

切れないようです．人をみて法を説け，という言葉はお釈迦様の名言だということでしょう．

　神経発達障害は，何らかの脳機能障害が前提となって生じると考えられていますが，現時点では，脳機能障害の詳細なメカニズ

ムはわかっていないと言わざるを得ず，現在知られている原因の多くはあくまでも仮説です．また，脳の局在と症状の関連性もおおまかな想定がなされている程度に過ぎません．しかし，生来の脳機能の問題が神経発達障害の原因であるという点については，世界的なコンセンサスが得られています．

したがって，現在の医療では神経発達障害を治療する根本的な方法はありません．しかし，しばしば奇異に見える特異な行動や独自の思考を示す神経発達障害児・者は，時として素晴らしい特性を示す場合があることも知られています．つまり，特定の分野でずば抜けた才能を示す例があります．

このことを根拠として，今日の神経発達障害の医療では「神経発達障害を治して何とかなくしてしまうのではなく，素晴らしい特性を失うことなく上手く社会適応できるように支援しよう」という考え方が世界的に支持されています．もちろん，「治癒が見込める疾患ではないから，治すのではなく支援する」という考え方もあると思います．

神経発達障害診療の基本

神経発達障害のそれぞれの群についての DSM-5 における診断基準は，その翻訳版である日本語版 DSM-5 に詳しく記載されていますので，本書ではそれをそのまま引用することはなるべく避けて，関連する基本事項と考え方を中心に記載することにします．

1 神経発達障害の疑いがある子どもを診察するときに注意すべきこと

神経発達障害の疑いがあることを子どもの家族，特に両親が気づいている場合には，その気づきの内容を傾聴し，どんな問題があると考えているのかを正しく理解する必要があります．言葉を

聴いただけでその不安や気になる症状を否定するのではなく，診察を通して必要性のある検査や家族が納得できる説明を行うための根拠となる所見を探る必要があります．家族だけではなく，幼稚園・保育園・学校あるいは保健センターなどの医療関係者も気づきがある場合には，養育者を通してその内容を情報として収集し，養育者と一緒に検討する姿勢を示すことが必要です．

　養育者が気づいていなくて周囲の人の指摘を受けて受診した場合，養育者を通じて周囲の人々の気づいた内容を情報として養育者と一緒に整理し，一緒に確かめる姿勢が必要です．そして，神経発達障害の疑いが明らかになれば，その養育者の理解度や性質を考慮した上で，適切な言葉を選んで説明する姿勢が必要になります．養育者も周囲も気づいておらず，診察する医師が気づいた場合は，養育者に対して理解しやすい言葉を使って質問し，医師が疑っている疾患に関連する言動がその子どもにあるかどうかを確認する必要があります．その上で，疑いが明らかになれば，養育者にとって理解しやすい言葉でその後の対応について説明する必要があります．

　いずれの場合も，養育者の気づきの内容，その深さ，方向性や理解力を十分に配慮した対応が必要になります．

　気になる症状には，神経発達障害を示唆する症状以外に，頭痛や腹痛，長引く咳，暴れるなど様々な症状が入ることがありますが，神経発達障害の診断の有無に関係なく主訴に対して早期の対応をすることが，養育者の信頼を得るために必要になることが少なくないようです．また，神経発達障害がもつ特性によって症状が生じている，あるいは，増悪していると考えられる場合には，学校や幼稚園，保育園との連携が必要になることもあります．医師が治療の中心となることを自らの姿勢で示すことで，養育者の

Part 1 総論——基本編

心理的な負担を軽減することができる場合もあります．つまり，養育者との信頼関係を確立することが，神経発達障害に対する診療でも大切なのです．

　様々な受診動機がありますが，その受診の趣旨あるいは意図を汲んで診療を進めます．診断を望んでいるのか，なんとか困りごとを助けて欲しいのか，できれば薬物治療は避けたいと思っているのか，ひとり一人の患児を診療の中心となるように配慮し，患児と周囲の人々の関係性に目を向けて，主訴に沿って診療を進めていく姿勢が大切です．

　診断や評価を目的として受診していた患児であれば，発達歴や生活歴を聴取し発達検査をします．身体的な疾患と同様の進め方になり，初心者でも手がつけやすいケースも少なくないと思われます．

　主訴が神経発達障害の特性そのもので，その特性によって困っていることを解決して欲しいという場合には，神経発達障害の診断と評価が患児の理解や対処方法を見つけ出すことにつながることを丁寧に説明し，理解と納得を得た上で，診断と評価の段階に進みます．

　神経発達障害の特性が原因で生じる二次的な生活上の問題，つまり，二次障害が主訴の中心になっている場合，慎重な診断と評価が必要であり，主訴の改善や対処についてはカウンセリングを中心に診療を進め，本人や家族にとって神経発達障害についての理解が有用であることを説明できる機会が訪れるのを長く待つ必要があるケースも少なくありません．

　診断や治療，支援にも重要なカウンセリングは，医療者が相談

者に何らかのことを教唆するものではありません．相談者自身が問題や気持ち，状況を整理し，自ら問題点や解決策に気づくことを促進することがカウンセリングの主たる目的であり，医療者と相談者との信頼関係の構築という目的が達成できて初めてその目標が達成可能になります．

したがって，医療者が進んで言葉がけをしなくても，相談者の言葉を傾聴するだけで十分なカウンセリングになります．

母親が相談者の場合，ある意味母親らしい思い込み（固定観念あるいはドグマ）によって苦しんでいることが少なくないようです．
その思い込みの代表的なものとして
- 子育ては母親の責任だ
- 子どもをいやになるなんて母親失格だ
- 子どもの病気はなんでも医療で治せる，治すべきだ
- 神経発達障害の子どもは特殊な存在だ
- 子どもは学校に行かせなければならない
- 子どもは親の思う通りに行動すべきだ
- 子どもに最善の人生を過ごさせてあげるのは親の責任だ
- 子どもに自分にできる最善のことをしてやらねばならない
- 子どもの将来や幸福はすべて親の責任だ

などがしばしばあげられます．他にもいろいろな思い込み，先入観から抜けられない養育者がいますし，子ども達にも何らかの思い込みに支配されている例は少なくありません．

カウンセリングで，最も注意すべきことは，相談者である母親あるいは子ども自身が，医師や教師，看護師あるいは福祉関係者など子どもの周囲にいる様々な人々との人間関係が上手く作れるように，あるいは，維持できるようにサポートすることです．
自分から人間関係を断ち切ってしまう人々は，神経発達障害が

Part 1　総論——基本編

なくても少なからずいます．断ち切って地域社会から孤立してしまうと，ますます毎日の生活が苦しいものになってしまいます．このことを理解した上で，サポートを考えていく必要があります．

2　神経発達障害の診断に必要な問診で得るべき情報とは，どんなものか？

　患児の特性を多面的に把握できる情報収集を行うことが大切です．外来での神経発達障害の診療には，それぞれの施設で工夫を凝らした問診表が使われていることが，様々な雑誌や専門書に詳細に紹介されています．その内容の最大公約数的な内容は以下のようなものです．医療機関のホームページから用紙をダウンロードして自宅で記入できるようにしている医療機関も増えています．医師と看護師や臨床心理士との協業によって有用な情報が得られることも少なくない，という点は忘れてはなりません．

代表的な問診表の内容の一例

- 受診をしようと考えた契機あるいは理由（受診動機）
- どんな問題について，相談したいのか？
- どこから自施設を紹介されたのか？
- 子どもの発育歴（妊娠中や出生時，乳児期を含む受診までの成長・発達や既往症など）
  - →新生児期や乳児期の生活リズム，育てやすさ，育てにくさを感じた内容を必ず質問
- アレルギー歴
- 発達歴は，運動面と言葉の面を独立して質問することが望ましい
- 認知面は言葉の面と一緒に質問してよい（オーバーラップがあるため）
- 保育園や幼稚園の通園歴や学校歴（特殊クラス，養護学級な

ども含む）

- 診療・療育歴（病気歴を詳しく，医療機関名とその受療歴を含む）
- 過去に発達評価（発達検査）を受けた経験の有無とその結果，評価機関，受けた理由
- 過去における聴力検査，視力検査，心電図検査，脳波検査，頭部 CT や MRI 検査の有無とその実施機関，結果，受けた理由など，その他に医師の指摘を受けた事柄の有無とその内容
- 服薬歴
- 女子の場合は，月経関連の質問
- 自施設受診時（現在）の子どもの様子：食事，排泄，洗面，着替え，入浴，睡眠，食欲，運動，園生活での問題，学校生活（登校準備，宿題，忘れ物など）
- 学童期以降は，学校の通知表（成績表）も有用です．教科ごとの成績の比較のみならず，生活面の自由記載欄の内容は学校生活の様子を知る手掛かりになります．学年をまたいだ複数の担任教師による生活面の評価は特に貴重な情報になるという指摘もあります．教師と患児のかかわり方を垣間見ることができるケースもあります．
- 日本語版 M-CHAT などのスクリーニング用問診用紙などから抜粋した質問を加えることもあるようですが，その場合は著作権者の許可・承認が必要です．
  （眼が合うかどうか，名前を呼んだときの反応，発する言葉の種類，数，内容とその変化，人見知り，同年代の子どもとの付き合い，予定外の行事などへの対応の仕方，普段の生活におけるこだわり，偏食や便秘の有無と程度，気分の変化やかんしゃく，同年齢の子どもより不器用かどうか，学校や幼稚園での生活の様子に関する様々な質問や友人関係に関する質問などを含む）

Part 1 総論──基本編

3 主な神経発達障害の鑑別点

　知的発達症では，知能指数が 70（− 2SD）以下の場合に知能低下があると判定されることが多く，言語や社会性に関する理解力がないために ASD のような症状を伴っている場合と実際に ASD を伴っている場合があると考えられていますが，低年齢ではその鑑別は困難です．社会的コミュニケーション能力が言語面と非言語面の知的能力評価水準と有意な差がないと判断できる場合，ASD ではなく，知的発達症（知的能力障害）と診断することが適切だとの考え方もあります．なお，従来は ASD の診断ができるのは 3 歳からだとされていましたが，DSM-5 では 2 歳から診断可能であるとされています．

　自閉スペクトラム症（ASD）の中核症状は，「社会的コミュニケーションの欠損」と「行動・興味および行動の限定と反復的で常同的・持続的な様式」の 2 点だけです．社会的コミュニケーションの欠損だけを認める場合は，社会的コミュニケーション症と診断すべきであり，きちんと鑑別する必要があります．ASD と ADHD の鑑別には，ASD 児は母親の手を持って物を取ろうとするクレーン現象を示す例があること，特定の遊び場へのこだわり，奇声や手をひらひらさせるなどの常同運動を示しやすい，パニックに陥りやすい，知覚過敏あるいは知覚鈍麻がある，などが重要な鑑別点になります．ただし，これらも時には了解可能な心理的要因がないかどうかを検討すべき場合があります．

　ASD と ADHD は合併することも多いのですが，同時に幼児期の症状は類似する点が少なくありません．神経発達障害児は不器用な子どもが多く，養育者に従わないために虐待を受けることも少なくないので，注意が必要です．養育者や他児とのかかわり方を独立的に捉える必要があると思われます．

JCOPY 498-32808

ASD では体幹・四肢の協調運動が下手なことが多く，ADHDでは手指の巧緻性が悪い傾向があるといわれていますが，時には例外もあります．いずれにも発達性協調運動障害が合併することがあることは，覚えておくべきことでしょう．

遺伝性疾患などによる症候性発達障害（脆弱 X 症候群，Angelman 症候群，結節性硬化症，Prader-Willi 症候群，Williams 症候群，Down 症候群，レット症候群などの先天的な疾患や脳外傷後遺症や髄膜炎後遺症など）と神経発達障害を鑑別する必要があります．

ADHD は，外因的あるいは心理的要因との区別が必要です．多動・衝動性に加え，低身長や外傷歴，過剰な警戒，自己卑下が認められる場合は虐待を疑います．夜更かしや過剰な早朝クラブ活動は睡眠不足の原因となり，鑑別を要します．ADHD は 12 歳未満での発症が考えられており，反抗挑戦性障害の傾向があり，しつこく故意に他人を不愉快にすることが少なくないとされています．また，自分の失敗を他人や事物に責任転嫁することもあります．しかし，心理的反応でも同様の傾向を認めることがあり，鑑別が必要です．

反応性愛着障害（反応性アタッチメント障害）は，社会的なネグレクト（無視するなどの心理的な虐待）や小児期の適切な養育の欠如，虐待あるいはネグレクトによって惹起される心的な障害で，持続的な対人交流障害や情動障害などを示し，時には反応性に残虐な殺傷行動を衝動的に示すこともあり得ますから，ADHD との鑑別が必要になることがあります．

一般的には，ASD のような限定された興味や儀式的行動は示さないことが多く，知的レベルに相応した社会的コミュニケー

Part 1　総論——基本編

ションの欠如を認めますが，常同的ではないことも少なくありません．社会的に凶悪な行為であるという認識のない儀式的な他傷行為を情動的に行う可能があります．一方，ASD ではネグレクトなどの既往の有無にかかわらず，知的レベルと乖離したものを含む常同的ないし持続的な社会的コミュニケーションの障害を認めます．

　自分の感情・情動を抑制する傾向が著しい抑制型反応性愛着障害は ASD との鑑別がかなり困難な症例が多いことが知られています．また，爆発的な衝動的行動を示すことを特徴とする脱抑制型反応性愛着障害と ADHD の鑑別も極めて困難であるとする児童精神医学の専門家も少なくありません．

　ASD や ADHD の子ども達も親から過剰な叱責や体罰を受けたり，学校において激しいいじめを受けたりするなどの体験を通じてトラウマを抱えていることがあり，反応性愛着障害を併存させてしまっている症例も少なくないと考えられています．反応性愛着障害は神経発達障害の二次障害として起きてくることが多く，トラウマが関与する傾向は成人に達するまで診断されていない神経発達障害者により多いとの指摘もあります．神経発達障害にトラウマが関与して，その特性ないし症状が悪化している例では，親から子への神経発達障害の連鎖が認められることが多く，親側の問題もあり，対応が困難になりやすいことが指摘されています．

　学童期の反応性愛着障害では，抑うつとハイテンションが入れ替わる現象が認められる特有の気分変動があり，それが徐々に怒りの爆発などを生じる気分調整不全へと進展していく症例があります．その背景として愛着形成の困難があり，それによって自律的に情動をコントロールする能力が育たないために激しい気分変

JCOPY 498-32808

29

動が生じるとされています.

　以下の表4に掲げた症状は，発達障害との関連性が深い症状ではありますが，養育環境や教育環境などの外因的・心理的要因でも生じることもあり，これらの症状があるからといって，発達障害であると決めつけることは危険です．年齢や生育歴，環境，病歴，対人関係を含む社会歴など様々な角度からの検討は必ず必要です.

表4　発達障害との強い関連性はあるが，重視し過ぎると誤診の原因になり得る症状の例

- 会話の相手と話題の焦点があわない
- 相手の意図を汲み取れない
- その場の雰囲気・空気が読めない
- 独り言が多い
- 長い間座っていられない
- 言われたことをすぐに忘れる
- 相手の気持ちがわからない
- 残忍さ，あるいは，冷淡さが目立つ
- 教科によって極端に成績に差がある
- 言葉の意味を取り違える
- 語彙が極端に少ない
- 説諭されても反省する態度がみえない
- 感覚が過敏すぎたり，鈍感すぎたりする
- 体に触れられるのを嫌がる
- 爪先立ち歩きをすることがある
- 特定の服を着ない，あるいは，すぐに脱ぐ
- 口に入れた食べ物をすぐに出してしまう

★これらの症状は高次脳機能に関連する症状ではあるが，これらの存在を理由に発達障害があるとは断定できない

　小児期に発症する統合失調症の多くは，発育歴や発達歴は正常もしくはほぼ正常であり，ASD では認められない幻覚，妄想が特徴的です．ASD と併存することもありますが，「妄想，幻覚，まとまりのない発語，行動，感情の平板化などが最低1カ月以

Part 1 総論──基本編

上持続する」という診断基準を満たす必要があるとされています．

　選択的緘黙は，自宅など慣れ親しんだ環境では会話ができるのに，学校や幼稚園などの特定の環境では一貫して話すことができず沈黙を守る障害です．安心できる特定の状況において適切な社会的コミュニケーション能力を示すことで鑑別は可能です．

4　診断や治療方針を策定するための補助ツール

　情報収集のために，予診票（問診票）のほか，アンケート形式の質問用紙の利用は有用性が高いことが知られています．しかし，記入者の主観による記入となるため，単回実施では客観性に欠けます．ただし，記入者の視点が把握できるという利点もあります．ですから，事前の説明を行わずに来院前に記入してもらう，あるいは，診察前の待ち時間に記入してもらうと，記入者ごとの認知度の違い，例えば父親と母親，母親と教師の違いなどが把握しやすくなり，その後の診療に有用なことが少なくありません．各記入者の了解を得て，各自の回答の相違を話し合うことで問題点や解決策への方向性が浮かび上がることもあり得ます．より標準化された日本語版 M-CHAT や日本語版 SDQ を手順に従って実施し，回答者間での相違を含めた相違を検討することも有用です．

　評定者が母親などの養育者からのインタビュー内容をマニュアルに沿って記載し，あるいは，対象となる子どもの直接的な観察から評価項目をマニュアルに沿って記載し，行動評価を行う CARS（小児自閉症評定尺度）なども，この範疇に入る検査であり，有用性が認められています．しかし，行動評価法には熟練が必要です．心理学的な知識や技能が必要なのはもちろん，患児とその家族との十分な信頼関係が構築できなければなりません．

なお，自閉スペクトラム症については，児童が自ら回答を記入する AQ 日本語版・児童版もその有用性が認められており，さらなる改良が進められています．

　発達検査・心理検査は，患児を理解するのに有用です．特に，認知機能を評価する項目を含む検査では認知レベル，生活機能レベルの把握に有用です．また，子どものパターン認識や行動予測につなげるなどの生活上の工夫に役立つなど，生活障害の克服という視点で神経発達障害児とその家族を支援していくことにつながる情報を得ることもあります．しかし，検査結果は個人差の影響を考慮する必要があり，単独の検査あるいは少数の検査だけで断定的な診断を急いではなりません．

　検査の実施も急ぐべきものではありません．たくさんある検査のうち，どの検査を行ってどんな視点でその結果を評価すれば対象となる患児とその抱えている問題の本質が理解できるのかを考え，適切な順序と組み合わせを考えなくてはなりません．それを適切に実行するには，医師は心理検査や発達検査について十分な知識をもっておかなければならないのはもちろん，臨床心理士や言語訓練士，あるいは作業療法士や看護師など様々な医療スタッフとの適切な協業関係を構築し，それぞれのスタッフの視点での考え方も参考に多面的に患児を理解するために相応しいアプローチ方法を模索する姿勢を維持しなければなりません．

　また，心理検査や発達検査は，診断のためだけではなく，患者とその家族の生活上の困難さ，困った感を改善するための支援にもつながるツールであると考えられます．つまり，これらの検査は診断のためのアセスメントと支援の実行と継続を行うためのアセスメント・ツールです．

Part 1 総論──基本編

　検査を有効に活用し，適切な支援や治療を行うためには，検査の結果を患児とその家族に適切にフィードバックし，患児自身や家族が医療者と共に患児の特性や問題点についての正しい理解を共有できる必要があります．検査で示されるマイナス面だけを強調してはならず，優れているところにも目を向けて適切な評価を加えることも大切です．優れた部分を無視することは，患児とその家族を傷つけるだけではなく，思わぬ誤診の原因になることすらあります．医師は，各医療スタッフとの協業の中で得られる情報も含めた広い視野で適切なフィードバックができるように修練をしなくてはなりません．

5 　診断における注意点

　神経発達障害は，単一で発症するだけではなく，複数が合併することも多いことが知られています．また，症状も年齢によって変化することがあり得ます．様々な情報や所見や検査結果を総合し，常に再確認をしながら評価を行い，DSM-5 などの診断基準で確認しつつ診断を進めていくことが基本となります．

　また，合併する神経発達障害のそれぞれについて，中心になる問題を絞り込み，その重なりの状態とそれぞれの重症度を把握する必要があります．その後の対応は，診断名と一対に対応するものではないことを認識し，それぞれの問題に対する支援や医療的介入が必要になります．

　一つの診断名の基準を満たしている場合，他の兆候の程度を把握し，他の診断名の基準との一致度を確認しておくと，その患児を把握しやすくなることも少なくありませんが，診断名が同じでも，個人差が大きいこと，症状や生活上での困り度にも差が大きいことに留意する必要があります．

33

診断上では個人の特性が軽微な場合でも，生活上の困り度（困難度）が強いこともあり，二次障害がオーバーラップして状況を悪化させている場合もあることを知っておく必要があります．したがって，二次障害の把握と神経発達障害の特性の区別が必要です．この意識がないと神経発達障害を過剰診断あるいは過少診断してしまう危険性があります．

6　各年齢におけるチェックポイント

以前は，知的発達症は乳児期から兆候がみられることが少なくないが ASD の行動兆候は 3 歳頃まで顕在化しないと言われていました．しかし，近年になってより早期に ASD の行動兆候が見られるという報告が増えています．

人の顔への注目，微笑の共有（微笑まれると微笑みを返す），人の声を真似て発声するなどの社会的行動は生後 6 カ月までは定型発達児と ASD 児の間には差はなく，生後 6 カ月以降になると ASD 児ではこれらの社会的行動が減少傾向を示し，生後 12 カ月では有意に減少していることが報告（Ozonoff, et al. Pediatrics. 2011; 128: E488-E495）されたことを契機に，生後 6 カ月以降に変化ないし行動兆候が認められるという複数の報告が行われています．2012 年以降になると，3〜6 カ月時点での粗大運動の遅れを示すハイリスク児の多くがコミュニケーションの問題を示したことが報告（Bhat, et al. Infant Behavior and Development. 2012; 35: 838-46）され，一度は正常発達児と同様に社会的行動が 3〜6 カ月に出現してもその後に見られなくなる ASD 児もいるという報告もあります．

その一方では，ASD には異質性があって社会性行動，言語，運動における ASD の行動兆候が 6〜14 カ月に出現するのは半数で，残りの半数は生後 14 カ月以降に ASD の行動兆候が出現

するようになり，生後 36 カ月ですべての ASD 児が行動兆候を示すという報告もあります．別の報告では，家族に神経発達障害児がいる，あるいは NICU 退院児であるなどのハイリスク児をフォローすると，早期から ASD の行動が持続する群，悪化する群，改善する群はほぼ同数であり，行動兆候が 36 カ月の時点でも現れない ASD 児もいることを示唆する報告（Load, et al. J Consult Clinical Psychology. 2012; 80: 477-89）もあります．他の神経発達障害も同様の傾向にある可能性が考えられています．

　したがって，複数の月齢で繰り返し発達を評価して発達の軌跡を追い，その特異性に基づいて早期診断を行うことが，神経発達障害をもつ子ども達の支援に有効な方法であると考えられます．乳児健診などで養育者と医療者の間にそれぞれの児がもつ特殊性ないし特性に対する共通の気づきが生まれると，それを適切にフォローすることで乳児期や幼児早期に親や周囲の人々の児に対する理解が深まり，家族の心理的負担が軽減できるとともに，児の QOL 低下を防ぐことにも役立つとされています．

　幼児期までの各月齢でのチェックポイントを以下の表 5 のように列挙します．

　幼稚園や保育園では，集団で遊べない，ごっこ遊びができない，順番を待てない・守れない，口をきかない，ひとり遊びが多い，大きな声や音が苦手，集中力がない，お片付けができない，指示に従わない，会話ができない・言葉が遅い，けんかが多い・暴力を振るう，儀式のような行動や奇妙な癖が目立つ，人の体に不必要に触れる，落ち着きがない，こだわりが強いなどと指摘を受けることが多くなります．

表5　神経発達障害スクリーニングのための各月齢でのチェックポイント

- **乳児期〜1歳6カ月**
  1) 発達歴（遠城寺式乳幼児分析的発達検査法，適応年齢0〜4歳7カ月）などによる発達のマイルストーン（標準的な指標）への到達の様子を確認する．
  2) 対人コミュニケーションを主とする社会性や行動発達の偏りを確かめる．
     → M-CHAT を使用したり，その他の問診票を使用したりしても良い．
  3) 神経発達障害によくみられる症状の有無を確認する．
     →例）筋緊張低下，下肢の知覚過敏，指さしによる要求や共感，応答の発達が遅い，特定の音を嫌う，多動性・衝動性，睡眠障害，偏食，こだわり

- **1歳6カ月以降の幼児期**
  遠城寺式乳幼児分析的発達検査法，新版K式発達検査などで以下の項目を評価する．
  認知機能の高度な内容については，新版K式発達検査や WISC-V などが有用である．
  視覚については，フロスティッグ視知覚発達検査が比較的簡便でありながら有用．
  1) 運動機能：粗大運動，協調運動，微細運動
  2) 言語機能：家庭内の会話の理解・絵本の内容の理解は問診でも可能であり，医師も患児と触れ合いながら確認することは有用である．
  3) 非言語性機能：空間認知，形態認知，視覚構成，視運動機能
  4) 社会性発達・行動発達：社会性のある行動・コミュニケーションの能力の発達

　　小学校に入ると離席が目立つ，衝動性や不注意が目立つ，他傷行為や他児とのトラブルが多いなどという指摘を教師から受けるケースが増えます．また，いじめの対象になることが多いことも知られていますが，時にはいじめる側の先頭に立つレアなケースもあり得ます．いじめている子どもの家庭環境に何らかの問題がある可能性は高いという見解が一般的です．担任教師に叱られる頻度が高い神経発達障害がある子どもはいじめの対象になること

があり得るという考え方が，通説になっているようです．姿勢が悪い，ぐにゃぐにゃとしてだらけている，会話ができない，自宅での生活がだらしない，頭痛・腹痛などの身体症状や不登校，偏食などの食行動のこだわりが見られることもあります．

　小学校高学年以降では，神経発達障害の存在を基礎に，本来抱えている日常生活における困難さとは別の二次的な情緒や行動に関する問題が神経発達障害に併存する形で出現してくることがあります．これらの問題を二次障害とよび，行動上の問題として他者から観察される外在化障害と情緒のような他者からは直接観察できない内在化障害に分類されています．また，身体表現性障害として心身症や転換性障害も出現することがあり，チックのような心因反応を示す場合もあります．

　外在化障害の代表的な例は，ADHDによく併存するとされる反抗挑戦性障害や素行障害および行為障害で，故意に他者を困らせる行為を継続したり，故意に非行を繰り返したりする障害です．家族機能が著しく低下している子どもでは，家族機能の代行となる児童福祉施設への入所が必要になることもあります．医師が関与する場面としては，薬物療法を含む攻撃性の管理とケア，随伴する不安や抑うつなどの心理的問題への心理療法や薬物療法への関与があげられます．
　多くの児は明確な枠組みで発達特性に配慮した環境の中で，母性と父性の両方を感じることができる保護と教育を受けることで心理的に落ち着き，改善していくことが知られています．むしろ，神経発達障害がない反抗挑戦性障害や行為障害の症例の中に改善が極めて困難な例が実在することに注意が必要かもしれません．

　内在化障害の代表的な例は，抑うつ，不安障害・パニック障害，気分障害，強迫性障害，解離性障害，身体表現性障害などが

あげられます．これらに対する支援と治療は，親に対するペアレントトレーニングや心理的コンサルティングなどによる支援のほか，児童相談所や医療機関などが行う子ども自身への心理療法，家族全体を対象とする家族療法と本人に対する医療機関における薬物療法があります．

　ただし，幼い年代の小児では薬物療法はあまり使わないことが多く，心理療法は年代ないし発達年齢に応じて，遊戯療法，認知行動療法，精神療法，集団精神療法など選択される技法は異なります．

　神経発達障害児の学業不振や不登校，いじめが二次障害の症状である例は少なくないと考えられています．例えば，短気で怒りっぽい乱暴な ADHD の患児はいじめる側になりやすく，引っ込み思案で自信がなく自己主張できない ADHD の患児はいじめられる側になりやすいという考え方もあります．

　思春期以降になると，これらの二次障害は悪化することが少なくなく，精神疲労や自己肯定感の低さから不登校や引きこもり，ネット依存の頻度が高くなると考えられています．トラウマを抱えることが多くなりフラッシュバックによって突然暴れだすなどの行動異常が目立つようになります．

　内在化障害が悪化して不登校や引きこもりが生じた場合，学校は個人的サポートを様々な機関と連携して行うことを試みるべきであり，それが長期化する場合は特別支援教育制度を活用した支援の場を提供する必要があるとされています．登校拒否や引きこもりによる回避的行動が長期にわたる場合，あるいは，家族を巻き込んだ深刻な状態により家庭生活が危険に直面している場合，児童精神科や小児神経科などへの入院も選択肢の一つになると考えられています．

Part 1　総論——基本編

　義務教育を終えた年齢になっても引きこもりを続けている青年の中に，神経発達障害をかかえている例が少なくないことは今ではよく知られています．こうした青年の神経発達障害による特性に相応しい対応を通して彼らの社会参加の場を拡大していくことの必要性が指摘されています．彼らの支援のためには，神経発達障害の存在に気づくことが支援の機会と方法を提供する数少ない契機となることを，医療関係者も教育関係者も福祉行政関係者も知っておく必要があると考えられています．

　神経発達障害のある児では，思春期になって初めて親に甘えたり，スキンシップを求めたりする愛着行動が始まる子どももおり，親は適度にそれに付き合ってあげる方がよいようです．特に，外在化障害があるか，その傾向がある子どもでは，スキンシップを親に拒否されたと感じると幼児のような反抗を示す場合があり，包容性の高い対応が必要です．内在化障害のある子どもの場合は，親に拒否されたと感じるとますます障害を増悪させてしまい，思いがけない行動を誘発する誘因になることもあり得ます．

　異性関係に関連する発達が遅いことも神経発達障害の特徴であると考えられており，コミュニケーション能力の困難さから，異性に関心が芽生えると異性の靴や下着あるいは異性の性器など特定の身体部位に関心をもつフェティシズムとして行動に現れることがあることも知られています．このような症例は，虐待や過剰な叱責を受けた体験がある患児に限定されるとされ，性的犯罪が二次障害として生じており，内省を促すことは不可能であり，「ダメなものはダメだ」という社会生活上の絶対的ルールとして教え込む以外に指導方法はないとされています．

　中学生や高校生あるいは大学生や成人のおとなしいタイプのADHD では，「自分は人の気持ちがわからない，駄目な人間だ」

あるいは「自分の言動が他の人に不快感を与えているのではない
か」などの主訴によって，精神科などで不安神経症と診断され抗
不安薬を処方されている症例もあります．そのような例では，し
ばしば抑うつ症状が認められます．社交不安と診断される例もあ
りますが，中学生以上の高い年齢では ADHD の約 30％に社交
不安が合併します．

　攻撃性が目立つ成人の ADHD では家族から「思いやりがな
い」，「短気過ぎる」などの苦情を言われたことに驚いて受診す
る，あるいは，家族に受診を要求されたという場合もあります．
特に ASD の場合は，こだわりがあることや思いやりがないこと
を理由に，妻に医療機関に連れてこられる夫である患者が，妻で
ある患者よりも多いという精神科医もいます．
　知的レベルが高い ASD の思春期や成人の症例でも，自己評価
に関する不安，家族との気持ちの疎通ができない，などの不安や
抑うつ症状を主訴に受診する場合があります．

治療とフォローアップの基本

　神経発達障害の治療の主体は，薬物療法ではありません．
ADHD に対するコンサータ® という薬剤が有効な症例は少なく
ありませんが，副作用や覚醒剤としての不正使用を防ぐ目的で適
正流通管理が義務付けられているのはよいのですが，認められて
いる登録医師によってその処方が“名ばかり専門医じゃないのか
と疑いたくなるような”適切とは思えない処方が行われている例
も皆無ではないようです．
　実際，「他の病院でコンサータ® の処方を受けているが，親と
して内服させていいものか疑問に思う」としてセカンドオピニオ
ンを求められる養育者も少なくありません．
　“最初に薬物療法ありき”という他の領域の身体疾患と同じ感

40

覚で対応してしまう小児科専門医も皆無ではないということには，不安を感じます．病名で処方するのではなく，薬物療法の標的となる症状を正確に把握し，効果が実証されている症状かどうかを適切に評価し，患児や家族にきちんとしたインフォームドコンセントを行い，改善が期待できない症状や症例に対しては薬物を使用しないという一貫した姿勢が必要です．

　神経発達障害は，その患者と家族に対する心理的サポートや社会的サポートがまず優先されるべきであり，薬物療法は補助的な治療であって全例に必須の治療ではありません．
　心理社会的対応を十分に行うことなく薬物療法を開始するのはフライングだと言わざるを得ない，というわけです．もちろん，薬物療法に伴う依存性を含む副作用とそれに対する対応も十分に知っておく必要があります．メリットのない薬物療法を行ってはなりません．

1　子どもへの支援

　神経発達障害をもつ子ども自身に対する心理社会的支援を行うには，その子どもがもつ発達に関する特性（非定型発達特性）ないし特徴を理解することが，まず必要です．そのために心理検査や発達検査のほか，子ども自身とのかかわりの中でこれらを理解し，子どもの特性に応じた工夫を周囲の人々が提供する配慮が必要になります．子どもに訓練の実行や努力を要求することは，支援にはなりません．

　神経発達障害の子どもは，その特性によって日常生活での適応行動が上手くできません．そのために，生活上の様々な場面で，困難さに直面します．つまり，非定型的な発達による特性のために様々な生活障害に直面しているわけです．その生活障害を克服するためのスキルや知識を習得したり，習熟したりすることで社

会的な場面における適応行動を実行できるように支援することが必要です．このスキルを習得するための練習をソーシャル・スキル・トレーニング（SST）とよんでいますが，小児期から成人期までの準備をするという視点をも含め，生きていくための練習という意味に拡大してライフ・スキル・トレーニング（LST）という考え方と訓練法を WHO が提唱しています．

　アメリカ知的・発達障害協会では，様々な生活場面に適応するために必要なスキルを次の 3 種類に分類しています．
　　1）概念的スキル…言語や読み書きなどの学習に関するスキル
　　2）社会的スキル…対人関係や社会的行動に関するスキル
　　3）実用的スキル…生活習慣行動や日常生活に関するスキル

　これらのスキルを身につけるための練習を個人の特性に合わせて実施する施設を紹介したり，自施設で行ったりすることが医療機関の主要な役割です．専門的なスタッフがいない小規模医療機関でも，地域の施設を紹介することができると思います．そして，紹介した施設と継続的な連携を行って，神経発達障害がある子どもとその養育者（家族）の支援を継続することがプライマリケアにおける大切な役割であると考えます．

　また，神経発達障害のある子どもはしばしば情緒が不安定です．失敗経験や注意や叱責をされた経験が多いほど，様々な不満や不安あるいは気分の落ち込みなど，情緒の面で不安定なことが多いものです．
　このような場合，子どもの気持ちを傾聴することが情緒の安定に役立つことが少なくありません．もちろん，成功体験を積み重ねることができるような支援や配慮も必要ですが，それだけでは新しい失敗体験には心理的に挫折してしまう可能性が減りません．また，自分自身の特性を正しく理解させることは，自己肯定

Part 1 総論——基本編

感の育成に有効です.

　成功体験を増やすだけではなく，自己肯定感の育成や失敗体験に対する耐性を育成するために，自分を理解させることを含めた認知行動療法が有効な事例もあります.

　成功体験を増やすほかの方法として，年齢相当あるいは発達年齢相当の発達課題を確実にクリアできる支援も有用です.

　これらの支援を効果的に実施するために，学校や幼稚園，保育所あるいは自治体の関連部門や医療機関などの社会資本を活用して，子どもの社会的環境を調整する必要があります.

2　家族（養育者）への支援

　神経発達障害のある子どもをもつ養育者，あるいは家族は，その子どもに対してどう接していいか，どう育てればいいのかがわからないと困っている人が大半です．子どもを叱りたくなくても叱ってしまう，と悩み続けている人もいます．自分の育て方が悪かったのではないか，と自責の念に苦しみ続けている人もいます.

　そんな人々に向かって「あまり叱らないで，良いところをみつけて褒めてあげてください」などと言うのは適切ではありません．この言葉を聴いて，「やっぱり，自分の育て方や養育態度が悪かったのか…」と嘆く人すらいます.

　では，医療者はどうすれば良いのでしょうか？　つまり，家族に対してどんな心理社会的支援をすれば良いのでしょうか？

　「あまり叱らないで，良いところをみつけて褒めてあげてください」という言葉を聞かされて，「叱るつもりはないが，どうすればいいのかがわからないのに，どうすれば叱らずに済ませるこ

43

とができるって言うの？」と感じる人々もたくさんいます．

　ここがポイントです．つまり，叱らなくても良い場面を増やすためには，家族がその子どもの神経発達障害による特性を正確に理解し，神経発達障害に関する正しい知識をもつことが最初に必要なことなのです．これらのことを知れば，多くの家族は子どもの特性による行動とそうでない行動を見分けることが可能になり，叱るべき場面と叱るべきではない場面の区別をつけることができるようになります．神経発達障害という言葉の意味だけを説明しても，この区別ができることはない，という事実を忘れてはなりません．

　子どもの特性による問題が生じた場面でどう対応したらいいのか，このことを解決するのが，家族支援の第一目標です．その目標を達成するための基本準備として，神経発達障害の理解促進であり，医師や心理職その他の医療職と子どもや家族とのかかわりや心理検査とそのフィードバックを通してそれぞれの子どもの特性についての理解を深めていくように支援することが大切です．

　その上で，それぞれの特性に対する配慮すべきことがらや子どもの行動を変化させる心理学的あるいは精神医学的手法などの説明を行い，実際の日常生活における子どもの行動に対する対応を練習するペアレントトレーニング（詳細は後述）などを行います．

　子どもの家族，特に親は，何とか子どもがかかえる問題を軽減しようと懸命になっていろいろと働きかけをしようとします．その親心を自然なものとして受け入れ，共感する姿勢を示すとともに，親心が仇になることもあるという事実への気づきを誘導することも大切です．つまり，家庭で行うと良いと思われる対応を教えるだけではなく，親が家庭教師になってしまわないように配慮

Part 1 総論——基本編

することも大切です.

　親が子どもの養育者，保護者，教育者の 3 つの役割を家庭において果たせるように留意するとともに，いろいろな体験を通じて子どもの世界を広げること，子どもが楽しいと感じることができる時間を増やす工夫をすることを中心に親子間の愛着形成を促進することを目指す助言が必要だといわれています.

　親や家族の心配事，様々な思いを傾聴することが，その心理状態を安定させるためにまず必要なことだと考えられています. 心理状態が不安定な人を安心させる最も基本的な手法であり，最も必要な手法であると言い換えてもよいでしょう. 子どもに対して否定的な感情をもっていることを示唆する内容であっても，それを否定も肯定もしない中立的なスタンスで傾聴することで，話者の精神の自己浄化（カタルシス）が起こりやすくなると考えられています. 人として様々な感情をもつことは自然なことであり，それを理由に自分を責める必要はなく，子どもに対して直接的に不適切な対応をしないように気をつけるようなアドバイスに留めておく方が，親自身でその子どもに対する工夫のある対応方法を見つけることができることが多いようです.

　親への支援の本質的な基本は，子育て支援です. 神経発達障害がある小児は発達上の特性による行動をとり，しばしば親の心理的な負担を強めます. その負担を軽減する方向に向けた支援を行うことが大切です.

　そのため，極端に好ましくない養育状況にあることが確認できれば，親に対する心理学的手法を使った認知行動療法などの行動変容療法を行う必要があります. 同時に，地域の子ども支援センターあるいは保健センターや児童福祉部門など行政の社会資本と

の連携と活用による家庭環境・療育環境改善のための直接的な介入を進めて行くことも必要になることがあります．子ども自身よりも，家族，とりわけ養育者である親に対する継続的な社会的支援に重点を置く必要があるとされています．

　医師は，これらのことを円滑に進めるコーディネーターの役割を果たさなくてはなりません．そのためには，看護師，保健師，心理職などの医療職だけではなく，行政や教育など関連するいろいろな職種の専門家との連携が必要です．

NICU 退院児と神経発達障害

　新生児医療の発展により，NICU 退院児における脳性麻痺の発生率は確実に減少していることは周知の通りです．そして，超低出生体重児の救命率は飛躍的に向上しましたが，軽微な発達の問題をもつ子どもは少なくなく，神経発達症との関連を含め，2010 年までに多くの知見が集積され，その後も様々な研究が行われ，今では NICU 退院児はその他の一般的な産科退院児に較べて，発達の問題が生じるハイリスク群であることは世界的に一致した見方となっています．

　低出生体重児でも 3 歳未満で ASD の診断が可能な症例はありますが，明らかな知的発達症が早期に診断される傾向があるのに対し，ASD や ADHD あるいは発達性協調運動障害の存在が明らかになる年齢が 6 ～ 9 歳と遅い場合もあり，軽度の神経発達障害ほど確定診断が遅れる傾向にあり，10 歳までは NICU 退院児の発達支援を中心に据えたフォローアップを行うべきだという意見があります．ASD や ADHD は成人になってから診断される症例も少なくないことも知られていますから，この見解は妥当だと思われます．

Part 1 総論——基本編

　発達性協調運動障害（developmental co-ordination disorder: DCD）は，ASD や ADHD と併存することもある軽微な運動障害や協調運動の障害であり，不器用な子どもとして見落とされている例が少なくないようです．しかし，問題として気づかれないまま何の介入も行われないで放置されると，不器用さや応用動作の発達の未熟さによる運動能力の低さによる集団生活での遅れ，およびそれに対する劣等感，自尊感情の低下などを生じ，さらには深刻な精神的問題を惹起する例があるとされます．

　DCD は，低出生体重児のほか，慢性肺障害（CLD）とも関連性があるとされています．CLD のある児では，認知機能の低下，注意機能の低下，言語の遅れ，高次脳機能の発達遅延などが認められる頻度が高いという総説（周産期医学．2009; 39: 639-42）もあります．

　また，低出生体重児の ADHD は不注意症状が主体で多動は目立たないこと，学習障害では読字障害，算数障害，書字障害のうち複数の障害が存在する割合が高いとされています．

　低出生体重児，特に極低出生体重児では成人になってから不安障害やうつ症状などの精神的問題を生じるリスクが高いという報告もありますが，これらは周産期における問題よりも神経発達障害に起因する自尊感情の低下などの心理的問題が要因となっている可能性が示唆されており，出生体重が小さいほど成人に至るまでの長期サポートが必要であると思われます．

神経発達障害と耳鼻咽喉科・眼科

　行動がおかしい，周囲の人々からの働きかけに対する反応が他の子どもと違う，人の話を聞いていない，などの様々な理由で神経発達障害を疑われる子ども達の中には，聴力障害や視力障害が

あって，それらを正しく診断し，適切な医療を提供することで神経発達障害を疑われた行動や反応などが完全に消えてしまう例は少なくありません．したがって，まずは聴力や視力をしっかりと確認することが必要になります．

　いずれの場合も病歴を詳しく確認することで，どんな異常がある可能性があるのかを類推することが可能な例もあります．

　胎児は母親の声を聴いて胎内で育ちます．生まれて間もない子どもにとって，世界は視覚刺激や聴覚刺激でいっぱいです．しかし，新生児は出生してしばらくは眼前 20cm ぐらいの距離に焦点が合い，哺乳をする時にちょうど母親の顔がしっかり見え，愛着の形成に一役買っていると昔からよく言われています．逆に，それよりも遠い距離はよく見えませんから，聴覚を優位に使う世界に生まれてくるとする考え方があります．

　つまり，耳で聴くことで子どもは周囲を探索し，視覚が発達するにつれて周囲に対する探索が進むという考え方があります．子どもの周囲のおとなも笑顔や言葉かけなど様々な方法で子どもに働きかけます．この働きかけが，子どもの感覚運動のような認知活動，つまり，周囲のことを認知する活動を，意味によって世界をとらえる認識活動へと発達させていくとされています．

　また，音として聴こえていても意味がわからないと認識できません．意味の理解が難しくて認識の発達が遅いのか，それとも間違った認識なのかで，人や物との関係の発達の質的な違いが生まれます．知的発達症では，音の意味の理解が難しくて認識の発達が遅く，時間をかけて理解できるようになると正しく認識できます．自閉スペクトラム症では，意味の理解が正しくないために正しい認識ができません．そのため，人や物との関係の発達が特異的なものへと変容して行きます．

Part 1　総論——基本編

　視覚も同じで，見える物や人と意味が正しく結びつかないと，視覚による人や物との関係性の発達は正しく進みません．視覚と意味が正しく結びつくのが遅いだけであれば，知的発達症になるわけですが，間違って結びつくと自閉スペクトラム症になり得ます．

　感覚の働きによって世界を体験し，その体験を通して精神発達を果たしますが，同時に精神発達によって感覚のあり方が影響を受けるので，感覚発達と精神発達は双方向の循環関係にあると考えられています．

　言葉の意味理解の発達は，個人の内的な感覚体験を他の人と共有可能にするコミュニケーション・ツールの発達を意味します．同時に，自分の感覚体験を言葉で表現することで，その感覚体験を対象化し，客観的に見ることができるようになります．そうなると，生理的な感覚が意味をもった体験になります．

　このように聴覚も視覚も人が精神的・社会的に発達していく上で，とても重要なツールであり，それぞれの感覚機能が正常か否か，正常ではないとしたらどんな問題があるのかを知ることは，神経発達障害を考える上で，大切な基礎資料となります．

1　耳鼻咽喉科

　耳鼻咽喉科で聴力の精査を行い，異常があればそれに応じた対応をすることになります．検査対象になる子どもの月齢や発達状況に応じて聴覚検査の方法は異なります．乳幼児聴力検査として，聴性行動反応聴力検査（BOA），条件詮索反応（COR），ピープショウなどの遊戯聴力検査が，習熟した耳鼻咽喉科医や言語聴覚士によって行われます．

　新生児や乳児あるいは何らかの理由でこれらの聴覚検査が実施できない場合は，睡眠時にも実施できる聴覚定常反応検査

（ASSR）や歪成分耳音響放射（DPOAE）あるいは聴性脳幹反応（ABR）が行われます．ASSR は周波数特性，つまり，周波数の違いによる聴こえ方の違いを調べることはできますが，障害部位は診断できません．DPOAE は，鼓膜が正常な子どもの内耳機能検査としても有用です．ABR は難聴の部位診断，機能性診断に有用ですが，4kHz 付近の聴力を反映しており，無反応でも聴覚がある場合もあります．

　これらの検査で異常がなくても，言葉が出ない，言葉が出ても発音を間違える，正しい言葉の使い方ができていない，など様々な問題を言語聴覚士や臨床心理士が評価することになります．

　難聴があれば補聴器を使う，言葉の問題がある場合にはその問題に応じた訓練を言語聴覚士によって行うなどの支援をします．言語聴覚士は耳鼻咽喉科だけではなく，精神科やリハビリテーション科などにもいます．

　神経発達障害がある子ども達は，聴力に異常がなくても様々なタイプの言語によるコミュニケーションの困難さを抱えていることが少なくありません．診断名が同じでも，一人一人の問題は異なるものであり，各自にあったオーダーメイドの支援が必要になります．このような意味でも，耳鼻咽喉科医・聴覚訓練士という専門家の協力は必要不可欠です．

2　眼科

　視覚機能は外界情報の 80％あるいはそれ以上を扱うとされ，視力や調節機能，眼球運動，両眼視機能など眼科的検査により評価される入力系，入力された情報を処理して形態や空間位置関係，動きや動く速さなどを認識する視覚情報処理系，視覚情報を読み書き（目と手の協応）などの運動機能に伝達する出力系の 3

Part 1　総論——基本編

つから構成されています.

　視覚による認知機能を視知覚認知機能とよびます. これは, 固有受容覚, 前庭覚, 触覚など様々な感覚による認知機能と感覚統合されながら発達し, 1歳前後で大まかに完成しますが, ほぼ成人と同じレベルまで発達するのは8歳前後であると考えられています.

　限局性学習症（限局性学習障害）は別として, ASDやADHDでは知的障害との合併が少なくありません. そのため, 年齢に較べて幼い子どもに適応される視力検査が必要になることがあり, 成人と同じ視票が使えないことがあります. 視覚が発達していく視覚感受性期のうちに眼科的な疾患がないかどうかを確認しておくことは, 神経発達障害がある子どもの支援のためにも大切なのは言うまでもありません.

　神経発達障害がある子ども達は検査環境に順応するのが難しい場合が多く, 検査実施にあたっては, 注視しやすいシンプルな環境での検査実施, 個々の児の特性にあった検査方法の選択が必要です. 神経発達児は過敏な面をもっており, 極端に臆病であったり, 大胆であったり, フラッシュバックを起こしやすいなどの特性もあることから, 強引に押さえつけるような扱いをしてはなりません. つまり, 個々の神経発達障害の特徴を知っている必要があります.

　視力が良好であっても視機能（視力, 屈折, 調節機能, 眼球運動, 両眼視機能）が不良な子どもは少なくなく, 視覚発達に関する検査（視覚認知機能や視覚運動協応の検査）を眼科医や視能訓練士によって確認することは, 必須であると考えられています. 小児科や小児神経科, 児童精神科あるいはリハビリテーション科と眼科の専門家との連携による協力関係は, 必要不可欠です.

51

なお，Welch Allyn® の Spot™ Vision Screener のような小児用ビジョンスクリーニング機器は両眼の写真撮影で判定を行う検査機器で，1秒程度の短時間で実施でき，一般小児・幼児のみならず神経発達障害がある，あるいは疑われる子どもに対しても利用しやすく有用であると考えられます．

　アトキンソンらは，子どもの機能的な視覚認知機能発達の研究を基に，すべての精神年齢において実施できる"子どもの機能的視力検査法"を考案しました．この検査法は，言語による反応やリーチング（手を伸ばして対象物を取ろうとする反応など）や把握，指差しなどの運動能力を必要としない中核的視覚検査を特徴としています．検査は，9種類の必須検査と眼科の機材を要する3種類のオプショナル検査から構成されていますが，精神年齢が6カ月以上で一定レベル以上の手のコントロールを必要とする付加検査を加えることもあります．この付加検査は10種類の検査で構成されています．

　この検査は，小児の視機能のスクリーニング検査です．どの項目でも子どもが達成できない場合には，眼科的，神経学的異常，注意機能や認知機能のいずれか，または複数の異常の存在を疑って専門的な精査が必要だと言われています．

　このスクリーニング検査の内容を以下に簡単に紹介しておきます．

アトキンソン小児機能的視力スクリーニング検査法
①中核的視覚検査（必須検査）
- 瞳孔反応：対光反射検査
  - →異常は重大な神経学的異常を示唆する
- 拡散光への反応：光源方向に目を向ければ，少なくとも光を

Part 1 総論——基本編

認識していると判定する

→反応がない場合，重大な眼科的あるいは神経学的異常を示唆する

- 水平方向への追視：指先やペンライトを使用して実施できる

→年齢相当の眼球運動や視覚的注意を認めない場合は神経学的異常を示唆する

- 周辺視野への再注視・側方視野検査：視野計が必要だが，ペンライトや指の動きでも観察は可能である．視野計を使用して視野の広がりを年齢標準を参照して判定する．

→視野が狭い場合，眼科的または視覚神経学的異常を示唆する

- 角膜反射と眼位検査：角膜に光を当てたときに左右不対称，または，恒常的な外斜視あるいは内斜視がある

→屈折異常・弱視・眼球の異常のいずれか，あるいは神経系の異常を示唆する

- 輻輳：注視視標までの距離に応じて眼位を調整するように両眼が動くかどうか

→輻輳が認められない場合，眼科病理学的，神経学的異常を示唆する

- 3m 程度の距離にあるおもちゃの追視：生後 6 カ月以上で追視しない場合

→注意障害，眼科的または神経学的異常を示唆する

- 瞬目反応：物体が顔に近づく時にまばたきをする防衛的な反応

→瞬目反応が認められないことは，神経学的または眼科的異常を示唆する

- 床に落下する玩具を追視する：物体の永続性の概念を身につけているかどうかの検査

→目と頭のいずれか一方または両方を任意に動かせる子どもを対象とする

②**必須ではない検査**

1）**中核的視覚オプショナル検査**

- 視力検査：眼科で使用される Teller Acuity Cards™ を用いた視力検査
- 視運動性眼振：異常は，皮質下または皮質，あるいはその両方の機能不全を示唆する
- ビデオ屈折法：眼科的異常を主にみるための検査

2）**付加検査**

- 立体視のラング検査（Lang test）：2歳以上が対象の立体視と両眼視機能の検査
- バッティング・リーチング：生後4カ月以上が対象の視覚運動性の検査
    - →リーチングができない場合，視覚的・神経学的・視覚認知的異常を示唆する
- 黒と白の木綿糸を拾い上げるかどうかをみる検査：生後12カ月以上が対象
    - →親指と人差し指を対立する位置で糸を摘むかどうか，手と指の動きを評価する
- 部分的に布で覆われたものを探し出すかどうかを観察する検査：生後6カ月以上対象
    - →物体の連続性を理解しているかどうかを試す．12カ月でできない場合は，視覚認知に関する異常の可能性を示唆する
- 完全に視野から隠された物体を探し出すかどうか観察する検査：生後6カ月以上対象
    - →生後15カ月でできない場合は，視覚認知に関する異常の可能性を示唆する
- 形のマッチング（型はめボードを使用する）：2歳から4歳が対象
    - →空間認知の検査であり，知的な遅れや視覚認知の弱さを

検出する

- 埋め込まれた図形を見つけ出すかどうか: 2 歳から 4 歳が対象
  - →空間認知の検査の一つで，型はめボードにはめられた図形を捜し出せない場合には知的な遅れや視覚認知の弱さが示唆される
- 封筒に手紙を入れられるかをみる検査: 2 歳以上が対象
  - →空間，認知，運動に関する視覚発達を組み合わせて検査する．13 歳以上でできない場合には，知的発達の遅れ，空間認知の問題を示唆する
- 積木遊び: 対象は生後 12 カ月以上
  - →18 カ月を過ぎてできない場合，運動機能または視覚認知の問題を示唆する
- 積木の形の模倣: 対象は生後 18 カ月以上
  - →提示された積木と同じ積み方を模倣できない場合，空間，認知，運動のいずれかに問題があることが示唆される

出典: Atkinson J, et al. A test battery of child development for examining functional vision (ABCDEFV). Strabismus. 2002; 10: 245-69.

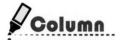

日本の学校教育のIQ偏重による弊害

　DSM-5では"知的発達症（知的障害）の重症度を決めるのは，IQ（知能指数）ではなく，適応状態のレベルである"とされています．ヴァインランド適応行動尺度が欧米における標準的な尺度として利用されていますが，この尺度が日本で普及するのはこれからだと考えられます．

　IQの妥当性に科学的根拠がないとする欧米の考え方を支持する立場からすれば，子どもの教育はその適応能力に合わせて個別に学習指導していくことが世界の常識であるという立場につながり，"IQ別に画一的な教育を行う"という現在の日本の学校教育の基本的な立場を根底的に否定せざるを得ないことになります．まして，IQを無視して画一的に教育するとなると正気の沙汰ではないでしょう．

　日本では，IQが低くないという理由だけで，"学習障害があるのは子ども自身がなまけているからだ"と決めつけて学習障害を放置している事例が未だに少なくありません．また，IQが高いというだけで，自閉スペクトラム症の子どもを"頭がいい，風変わりで個性的な子ども"だとして放置し，本人の社会生活における困難感を考慮しないことも少なくありません．しかし，"成績が良ければ，すべて良しとする"ではいけないのです．

　また，教師の言うことを黙って聞き入れる従順な子どもがいいわけでもありません．管理能力も学習指導力も基礎学力もない教師にとっては，従順で成績が良い子どもしかいない教室は楽園なのかも知れませんが…．

　少なくとも自分の能力不足を隠蔽して子ども達を体罰という暴力で抑えつけるなんて，論外でしょう．教師が家庭教育のみならず幼稚園教育からやり直すべきなのではないかと疑いたくなる教師による生徒いじめの事件まで報道されており，唖然とするしかありません．教師の学力不足が進行しているという話も事実だと感じています．

　日本的学校教育の結果として，成人になってから，あるいは小児のうちに，心の発達の問題，特に不安など情動・感情面の障害が成人の発達

Part 1 総論——基本編

障害や小児の摂食障害などの問題につながっているのではないか，と考える専門家もいるようです．少なくとも無関係ではないと思いますが，如何でしょうか？

参考文献

1) 高橋三郎，監訳.《DSM-5 セレクションズ》神経発達症群. 東京: 医学書院; 2016.
   （神経発達症に特化した DSM-5 日本語版で，版権の問題から本書では DSM-5 による分類以外は引用していない）

2) 黒川新二. 自閉スペクトラム症—自閉症の徴候をもつ乳児の診断「子どもの精神医学入門セミナー」. 東京: 岩崎学術出版社; 2016; p.37-p.47.
   （子どもの精神医学に関心のある研修医や医学生にお勧めの参考書）

3) 日本総合病院精神医学会. 子どものこころの診療ハンドブック. 東京: 星和書店; 2016.
   （精神科医のための小児精神医学全般にわたる診療ガイドブック）

4) 橋本　浩. 子どもの心を診る医師のための発達検査・心理検査入門. 東京: 中外医学社; 2017.
   （小児科医や総合診療医あるいは新人心理職・児童精神科医のための入門書）

5) 桃井眞理子，ほか. ベッドサイドの小児神経・発達の診かた. 東京: 南山堂; 2017.
   （小児神経学や発達学に関する小児科医や医学生向けの懇切丁寧な入門書）

6) 滝川一廣. 子どものための精神医学. 東京: 医学書院; 2017.
   （神経発達障害に限らず，子どもの精神医学全般についての優れた基本書）

7) 田淵昭雄，編. 発達障害者（児）の眼科診療. OCULISTA. 2016; 40.
   （眼科医のための月刊専門誌の神経発達障害とその患者・患児の眼科診療の解説特集号）

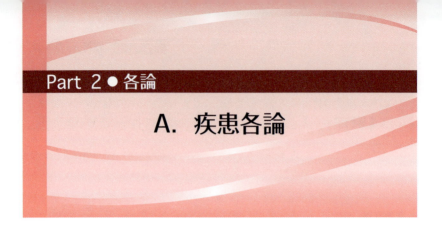

Part 2 ● 各論

A. 疾患各論

知的発達症（群）

　知的発達症は，「発達期に生じた知的機能と適応行動の両方に制限をもつ障害をもつ疾患」であり，知能（知的能力）の問題だけで知的発達症という診断はできないことに注意が必要です．つまり，「IQ が低い＝知的発達症」という単純な疾患ではないという点に注意しなくてはなりません．知能が高くない場合でも特別な支援がなくても日常生活や社会生活に支障がない場合は，知的発達症ではありません．なお，知的発達症は知的障害と記載しても良いことになっています．

　知能指数（IQ）を測定する検査には WISC や WAIS などがありますが，一般的には以下のように分類されています．
　　IQ 71〜85： 境界（ボーダー）領域知能
　　IQ 51〜70： 軽度知能障害
　　IQ 36〜50： 中等度知能障害
　　IQ 21〜35： 重度知能障害
　　IQ 20 以下： 最重度知能障害

　一般的には，軽度知能障害が 80％程度と最も多く，知的発達症の頻度は約 1％とされ，やや男児に多い傾向があるといわれています．

Part 2 各論── A．疾患各論

　知的発達症の成因として，出生前要因（遺伝子異常，染色体異常，先天代謝異常，脳形成異常，母体の疾患，アルコールその他の薬物・毒物・化学物質などによる母体環境など）や周産期要因（新生児仮死，感染症）のほか，出生後要因（低酸素性脳虚血症，頭部外傷，中枢神経系感染症，脱髄性疾患，神経疾患，環境（経済社会的環境，貧困，薬物中毒など）があるとされており，多岐にわたります．原因診断できない場合も少なくありません．

　幼少期には言葉の遅れ，理解力の低さ，学童期には成績不振や他の学童とのトラブルで気づかれることがあります．また，外表奇形や先天性心疾患，てんかん，成長障害などの合併症を契機に知的発達症が疑われることもありますが，障害が軽度な場合には思春期になるまで気づかれない例もあるとされます．

　診断後は，その子どもが置かれている社会環境に適合する行動をとるような教育的訓練が必要です．知的能力は改善しない場合もありますが，知能検査の結果や対象となる児が置かれている環境を評価し，患児にあった環境調整や学校や家庭における支援を計画的に行っていきます．つまり，家族に患児の特性を理解できるように説明し，よりよい養育ができるように支援すること，保育園や学校は本人の能力にあった療育園や支援学級や支援学校を紹介し，各施設の担当者に患児の特性を理解できるように説明し，よりよい教育ができるように支援することが大切です．

　知的発達症の改善は一般に困難ですが，より良い環境下では適応機能を発達させることは可能であるとされています．特に，早期発見・早期療育を適切に行った場合の長期予後は改善する可能性が高いとされています．

コミュニケーション症（障害）

　コミュニケーションの障害には，言語・語音（音韻）・コミュ

ニケーションにおける障害が含まれます. 言語には形式（文法），機能，記号の理解や文化的理解などが含まれ，語音には発音（構音）・流暢性・音声・共鳴の質が含まれます. コミュニケーションには他人の思考や行動，態度に影響を与えるような言語および非言語性の行動が含まれます. そのいずれかが障害されているとコミュニケーションが障害されるわけです.

したがって，コミュニケーションの障害を考える際には，話し言葉，言語，コミュニケーション能力の評価は個人の文化的側面や言語内容を考慮する必要があります. 言語発達や非言語性知的能力の判定には，被験者の文化的・言語学的背景に合致した検査を行う必要があります.

1 言語障害

言語（発語）障害の原因は先天性だとされていますが，言語発達の理論は時代によって様々に変遷してきた経緯があります. しかし，話すためには聞くことが基本的に必要であることには間違いがなく，聴力障害がないことを確認しなければ，言語障害を診断することはできません. 聴覚障害がない場合の言語の発達の問題が，言語障害だとも言えます. もちろん，聴覚障害があれば補聴器などでそれを補います. それでも言語の発達に問題があれば，その時点で言語発達障害（言語障害，言語症）と診断することになります.

言語の発達が遅れる原因として，知的発達症，学習障害（限局性学習障害），自閉スペクトラム障害があります. ただし，学習障害や自閉スペクトラム症を言語障害の併存症とする考え方もあります. ADHD や発達性協調運動障害にも併存症として言語障害が認められることがあります.

言語獲得の遅れは，幼児期初期に語彙獲得数が少ないことで気づかれることが多いものの，初期の語彙獲得数や単語の組み合わ

Part 2 各論──A. 疾患各論

せ方にはかなりの個人差があり，3歳以下での診断や予後の推測は難しいとされています．つまり，4歳以前には語彙数が少なくても，それが正常のバリエーションである可能性があります．

言語について，音韻・形態など言語学的な形式と意味の理解を評価し，文脈や状況における意味の理解，表現の仕方など語用論的側面の評価，平均的な言語発達との差，言語能力と非言語的能力との乖離の程度の評価，非言語性コミュニケーション能力の評価を行うことで，言語障害の有無を診断することになります．

治療は，子ども自身に劣等感や苦手意識をもたせることなく，適切な言語指導を言語聴覚士によって行うことが基本になります．言語獲得について，定期的な評価が大切です．

2 語音障害

言葉を構成する音の要素を明瞭に発することができないことを語音障害といいます．語音についての知識は正常な聴力と音声による言語理解ができる大脳皮質の機能が正常でなければなりません．また，構音機能を有する声帯や口唇などの機能も正常でなければならないわけです．

語音障害を示す子どもは，語音についての知識がない可能性や発語のための声帯や口唇などの構音機能を有する器官の協調運動が障害されている可能性もあります．その可能性を確認するには，聴力検査のほか，唇をとがらせる，ストローで水を飲む，頬を膨らませる，あるいは，舌を突き出して左右に動かす，しかめ面をさせる，などを観察することで疑いがあるかどうかをスクリーニングすることが可能です．

年齢や発達に相応しい構語能力がないと判断される場合に，語音障害があると判断することに留意する必要があります．身体的・構造的・神経学的異常や聴覚障害を除外する必要があるのは，もちろんです．

定型的な発達をしている子どもでは，3歳までに語音の産出を

マスターしています．他の子どもが多くの単語をはっきりと産出できる時期になっても，それが上手くいかない場合に語音障害を疑います．日本の子どもは，7歳までにほとんどの単語を正確に発音されなければならないとされていますが，サ行とラ行は間違いがあっても8歳までは正常範囲であると考えられています．

　口蓋裂や舌小帯短縮などの既往や摂食・嚥下機能を問診で確認し，口唇や舌，下顎，軟口蓋の機能を診察する必要があります．検査は，標準失語症検査，標準ディサースリア検査，新版構音検査，会話明瞭度検査などを言語聴覚士が行います．

　脳性麻痺のような神経学的異常や聴力障害を鑑別することは必須です．神経疾患があっても，その徴候が微細な場合には3歳未満では鑑別診断が難しい場合があり得るとされていますから，慎重な判断が必要です．

　治療は，言語聴覚士による指導ですが，一度に複数の音を指導するのではなく，いくつかの音韻にターゲットを絞って明確な発音が得られるように計画的に指導を行うことが望ましいと考えられています．

　語音障害は一般に予後が良いとされており，軽度な場合には約75％は6歳までに治癒するとされています．ただし，言語障害が併存する場合には予後不良であり，限局性学習障害が併存する場合もあります．

3　小児期発症流暢性障害（吃音）

　この障害は，子どもの年齢に相応しくない流暢性の障害，会話のリズムの障害です．この障害は，同じ音を「ぼ，ぼ，ぼくはそれを知らない」などのように同じ音や音節を繰り返したり，文の途中で音声が途切れたり，発音しにくい音を含む単語を回避するために遠まわしな表現をしたり，過剰な身体的緊張を伴って発音されたりするなどという特徴があり，コミュニケーションの障壁

になることがあります．コミュニケーションの難しさを意識する場面では，症状がより重症になります．しかし，この非流暢性は独り言や動物に話しかける，あるいは，歌唱する時にはみられないことが多いとされます．

その多くは6歳までに発症し，緊張しない場面では次第に軽快することがあるため，心理的プレッシャーをかけるような言い直しをさせない方がよいようです．大学教授になって自分に自信がもてるようになって吃音がなくなった，という人もいます．

言語聴覚士による治療的介入が有効なことが多いのですが，発表会などの学校行事のプレッシャーで一時的に悪化する例も少なくないようです．

吃音は，聴覚障害，パーキンソン病のような神経疾患，薬剤性障害あるいは吃音を伴うことで知られるトゥレット症との鑑別が必要になります．トゥレット症の吃音は，文章の音節とは無関係な音声が挿入されるという特徴で鑑別されます．

4 社会的（語用論的）コミュニケーション障害

言語やコミュニケーションの社会的な使用に際して困難さがあることを特徴とし，言語的および非言語的コミュニケーションを聞き手や状況に応じて適切に変化させて表現したり，理解あるいは推測したりすることに困難がある障害です．

4〜5歳以降になって，社会的なコミュニケーションをする場面になって気づかれる症例が多く，言語面の評価を含む発達検査などによって診断されることが少なくありません．この障害の予後は様々で，ASDやADHDなどに併存することもあります．社会的コミュニケーション障害がある場合，まずASDを考慮すべきであるとされています．

ASDの場合には，2〜3歳までに限定された繰り返し行動や興味などで早期に気づかれることも増えてきています．ADHDの場合には，社会的コミュニケーション障害が二次障害の場合が

あるとされており，社会参加や学習障害が社会的コミュニケーション障害を惹起する場合があるとされています．

　社交不安症（または社交不安）の場合，社会的コミュニケーション技能は発達検査や心理検査などでは問題なく，実際の社会的場面において対人関係に対する不安・恐怖・心理的苦痛のためのその技能を上手く活用できないという点で鑑別が可能です．

自閉スペクトラム症（ASD）

　ASD は，①社会的コミュニケーションおよび他者との相互関係における持続的障害と，②限定された反復する様式の行動，興味，活動を示すという 2 点が揃えば，診断されます．これらの症状あるいは特性の詳細は以下のようにまとめることができそうです．また，症状が軽度の場合には成人期になってはじめて診断される場合もあります．

ASD の特徴的な主要症状・特性

①社会的コミュニケーションおよび他者との相互関係における持続的障害

- 反響言語：相手の言葉をそのまま返す（オウム返し）
  - →知的発達症が併存しないと目立たないことも少なくない
- 語彙の獲得が遅く，言葉の発達が遅れる
  あるいは語彙の獲得は早いが，語用論的・社会的意味合いが違う
  - →言葉の使い方の間違い，その場に不適切な表現あるいは年齢に不釣合いな表現など
- 相手の表情や動作から感情を読み取れない
- 相手や状況に合わせた行動が上手くできない
- 自己主張の仕方が一方的で，融通が利かない
- 例え話が理解できず，婉曲表現が理解できない

Part 2 各論── A．疾患各論

- 想像力に乏しく，言葉通りの意味しか理解できない
- 名前を呼ばれても反応しない
- 人と目を合わせない

②限定された反復する様式の行動，興味，活動を示す："こだわり行動"とよばれる

- 決まった手順や道順にこだわる
- 自分のルールを常に通そうとし，他の人にも従うことを求める
- 決まった遊び，行動，言葉を繰り返す
- 予定の変更に対応できず，変更されるとパニック様のかんしゃくを起こす
- 音や光，触覚などに感覚過敏を示す（感覚の種類には個人差がある）
    →鈍感性を示すこともあり，感覚の問題は幼児期を過ぎてから気づかれる例もある

　ASD の子ども達は，自分に理解できないことがたくさんある世界が身の回りに広がっていることに不安や苛立ちを感じていると考えられます．そのために，理解できない音などに敏感になったり，身の回りの物の変化や自分の行動の予定変更に強い不安を感じたりして，苛立つことが少なくないのです．

　同じ行動を繰り返したり，同じ言葉を繰り返したり，同じ遊びを繰り返すのは，そうすることで安心感・安全感が得られるからだと考えられます．安心感を得ようとするのは，環境に適応できていると感じることができるからだと考えられます．

　また，常同行動はストレス解消のための運動としての意味をもつ場合，情報を処理し理解しようとする努力としての意味をもつ場合もあるようです．

　言葉の発達が他の子ども達と違うだけではなく，認知機能や適

応能力の発達に問題があることが大きな要因になって常同行動をするようです.

　このような病態に人との関係を築いていく関係発達の遅れが重複している病態がASDの中核症状を形成していると考えられます.

　幼児期は，周囲のおとなによるサポートによって子ども同士の人間関係は円滑化され，ASDの特性が目立たないままで経過する子どもは少なくなくありません. 特におとなしい女児は特性にほぼ気づかれないことが多いと考えられています. ただし，そのような場合でも子ども自身は自由遊びの時間にどのような行動をすれば良いのかが理解できずにイライラしたり，悲しんだりしていることも少なくないことがわかっています.

　就学すると，子ども同士の人間関係が次第に複雑になり，それになじめないまま空気が読めない子として孤立してしまったり，いじめの対象になってしまったりすることがあることも判明しています.

　活動的な男児では2〜3歳でASDの特性が表面化することは少なくありませんが，おとなしい女児では10歳頃まで気づかれない場合も少なくないことが知られています.

　ASDに対する治療や支援は，社会適応能力に応じた対応が必要になります. IQが高くても社会適応能力がなく，周囲から孤立してしまう子どもが少なくありません. Vineland適応行動尺度という環境に適応する能力を評価する心理検査が海外ではASDの支援のための標準的な評価方法として普及しています. 日本語版も作成されていますが，残念ながら現時点ではこの検査の健康保険適用はありません. しかし，患児とその家族に対する効果的な支援のためには，ぜひ加えておきたい評価方法だと思います.

Part 2 各論── A. 疾患各論

　ASD の病態とそれを克服しようとする力や障害されていない能力には個人差があり，その個人差によってスペクトラム，つまり，連続体とよばれる自閉による日常生活における困難さの違いが生じてくるのだと考えられます．

　なお，感覚過敏や感覚鈍麻は中核症状ではなく下位症状であり，これによって同じ行動を繰り返す場合を中核症状の一つである「こだわり症状」であると誤って解釈すると誤診する可能性があることに留意すべきです．

　わが国では，ASD のスクリーニングに使用される心理検査として，M-CHAT と AQ および PARS-TR が今日の主流になっているようです．どれも健康保険適用はありませんが，有用です．ここでは，そのアウトラインを簡単に解説しておきます．
　M-CHAT 日本語版は 16 ～ 30 カ月の小児の養育者（主に母親）に対する質問紙への回答と 1 ～ 2 カ月後の電話面接で評価される検査であり，幼児期のスクリーニングに使用される SCQ よりも確立した検査法であるといえるようです．
　AQ は自閉症スペクトラム指数（Autism spectrum Quotient）の略称で，「社会的スキル」「注意の切り替え」「細部への注意」「コミュニケーション」「想像力」の 5 項目からの質問用紙です．6 ～ 15 歳を対象とする児童用と 16 歳以上を対象とする成人用があります．AQ 日本語版は原版である英国版同様に知的発達症のない被験者に使用する検査です．
　知的発達症がある場合には，PARS-TR など他の検査を行う必要があります．PARS-TR 幼児用，小学生用，中学生以上用の 3 種類から構成されている検査で，短縮版も用意されており，いずれも知的発達症の有無に関係なく使用可能な検査です．子どもの行動特性を特定の基準に従って評定する検査法であり，PARS 得点とよばれる指標が算出されます．評定には，ASD にかかわる

JCOPY 498-32808

67

医師や心理士などの専門家が被験者である患児だけでなく，その養育者に対する親面接または患児をよく知る養育者への面接も行うことが必須です．

　ただし，女子に多いと考えられているおとなしい，いわゆる受動タイプの ASD の場合には PARS 得点が低くなる傾向があり，見落とす可能性は残されています．

　なお，完璧なスクリーニング法は存在しませんから，あくまでも有力な参考資料としてこれらの検査法を利用するという意識をもつことが必要だと思われます．

　欧米において ASD の補助診断評価ツールとして今日のスタンダードであると考えられている検査は，ADI-R（autism diagnostic interview-revised: 自閉症診断面接改訂版）と ADOS-2（autism diagnostic observation schedule 2nd edition: 自閉症診断観察検査第 2 版）であり，それぞれの日本語版が出ていますが，大学院で専門的に心理学を学んだか，それと同等の心理検査や測定法について研修した者が実施資格者とされ，資格者でなければ検査キットやマニュアルを購入できない，健康保険適用がないという障壁があります．

　ASD に ADHD がしばしば合併することはよく知られていますが，ASD の特性であるコミュニケーション障害やそれに伴う社会参加の困難さ，特有のこだわりなどが要因となって併存症状としてうつ病性障害や不安障害がみられやすいことが知られていますが，その他にも摂食障害や強度行動障害が合併することもあり得ることが知られています．

　2014 年には，ASD に対する摂食障害の合併率は 4 ～ 5% であることが報告（Lancet. 2014; 383 (9920): 896-910）され

ています.

　回避/制限性食物摂取症という摂食障害は，年齢に関係はなく肥満恐怖やボディイメージの障害はないものの自ら食事制限をして低体重に陥る疾患です．食事を回避する理由は，嚥下恐怖や嘔吐恐怖，食感やにおい，あるいは健康に対する過敏さやこだわりによる極端な偏食などがあげられています．この摂食障害が学童期以降に認められる場合，ASD の併存を疑う必要があります.

　肥満恐怖や体型へのこだわりから拒食をして低体重に陥る摂食障害が，神経性やせ症という精神疾患であり，小学校高学年から増加し，中学生から高校生の年齢が好発年齢であるとされています．この疾患は，成長障害や排卵障害などの後遺症を起こすほか，最も死亡率が高い精神疾患です．自尊感情の弱いことがこの疾患と共通している ASD と結びつくことが少なくないと考えられています．また，神経性やせ症の症状しか目立たない ASD 患者もいるというピットフォールの存在も知られています.

　なお，各種の摂食障害患者における ASD の併存率は 22.9％とかなり高率であると考えるべきデータも報告されています.

　これらの摂食障害が ASD に併存する場合，行動制限療法，認知行動療法などが優先的に行われますが，治療困難な症例が多いとされます.

　強度行動障害は，精神医学的診断ではなく，噛みつく・殴るなどの直接的他害や間接的他害，自傷行為などが通常では考えられない頻度と形式で出現し，その児が置かれている療育環境では処遇が著しく困難であると考えられる行動上の問題のことです．その重症度は厚生労働省によって作成された強度行動障害判定基準表を利用して判定されます.

　これは，本来は知的発達症児の入所施設での問題に対応するための研究から考案された考え方であり，この障害がある児の興奮性と常同性が高いタイプの ASD との関連性が示唆されています.

つまり，興奮性と常同性が高い ASD 児をハイリスク児として抽出し，施設と医療が早期から連携して個別教育や養育者への指導を行うという考え方になったといわれています．ただし，強度行動障害と ASD の合併率の詳細はわかっていません．

2011 年に井上雅彦らによって，強度行動障害は知的障害と自閉性障害，特に衝動性とこだわりへの強い関連性の存在が示唆されるようになり，この特性に対する支援を充実させることが大切であると提唱されています．支援のための評価方法として，異常行動チェックリスト日本語版や CBCL 日本版子どもの行動調査票などの利用が推奨されています．支援には，発達的評価のみならず，家族や生活歴などの評価，半構造化面接による機能的アセスメントや行動観察の結果が応用されます．

注意欠如・多動症（ADHD）

ADHD は，12 歳よりも前に多動・衝動性もしくは不注意に関する 6 項目以上が 6 カ月以上継続していて，その症状が発達段階に相応しくなく，日常生活に困難をもたらしている場合に診断されるのが，DSM-5 における診断基準の要点であるとされます．

ADHD は，attention-deficit hyperactivity disorder の略称ですが，注意力がなく，落ち着きがない，よく考えずに行動する，という 3 つの特性を備えた神経発達障害です．

ADHD のこれらの特性は，4 歳から 7 歳で目立つようになることが最も多いとされ，遅くても 12 歳までにみられるようになります．また，多動が目立たず，注意力に乏しく，地味な衝動性を示す注意欠如障害が主体となる子どもは，高校生や大学生といった青年期になるまで気づかれないまま過ごしている例も少なくありません．逆に，注意力には問題はあまりなく，多動と衝動性が目立つ子どもも ADHD の中にはいます．

Part 2 各論—— A. 疾患各論

表6 ADHD に特徴的とされる特性ないし症状

不注意として観られる症状
- 集中力がない
- ものをよくなくす
- 細かいことに気がつかない
- 忘れ物が多い
- 特定のものごとに注意し続けることが難しく，課題に取り組んでもすぐ飽きてしまう

多動性として観られる特性・症状
- じっとしていられない
- 授業中でも席を立ってうろうろする
- 静かに遊ぶ，読書をするなどが苦手
- 手や足をいつもいじっており落ち着きがない
- 授業中や図書館など静かにすべき時や場所でも，物音をたて，大声で話す

衝動性として観られる特性・症状
- 順番や時間を待てない
- 列に割り込む
- 先生に発言者として指名される前に発言する
- 他の児童に対して突発的に干渉する
- 衝動的な行動をする，かんしゃくを起こす

　このような個人差が大きいという特徴は，神経発達障害のほぼすべての種類に認められる特徴であり，その分だけ診断や治療，支援が複雑で困難になるといえるでしょう．

　ADHD の症状は，発症後は一生涯続くものと考えられており，早期の治療や支援の開始が予後を改善するとされています．しかし，就学前に効果があることが明らかな治療法はペアレントトレーニング（後述）だけです．このトレーニングでは ADHD の中核症状が重症例ほどよく改善することが確認されており，母親の ADHD 症状や抑うつ症状が治療効果を減弱させる因子になることも解明されています．就学前に 1 年を超える期間のペアレントトレーニングを行うと効果がより良く現れるとされています．

小学生になると，ADHDによる心理的，社会的，感情的な周囲の子ども達との軋轢などの困難さが要因となって，80〜90％の子どもが何らかの併存症を1つ以上もつようになるという報告もあります．小学生でもペアレントトレーニングが有効であり，行動療法（認知行動療法）は必要な場合にのみ行うことが適切であるとされています．

　小学生に対する行動療法は，学習能力，レクリエーション能力，社会的・行動的な能力に関する指導に重点を置くと，攻撃性の減少や尊守性・他児との親密性・おとなとの関係の改善が得られ，自己効力感が形成されるとされています．思春期になるとペアレントトレーニングや認知行動療法などの心理療法は有効性に関するエビデンスはなく，薬物療法が適用される例が多くなる傾向があります．ただし，思春期では挫折感が支配的で成功体験を積み重ねることが難しい症例が多く，患者の特性を理解した受容的な心理的サポートが必要になると考える専門家が少なくありません．

　ADHDは，他の神経発達障害よりも病態が明らかになっている部分が多く，脳画像や神経伝達物質に関する研究がその基礎となっています．つまり，ドーパミン D_2 受容体遺伝子の変異やDAT遺伝子の変異によってドーパミンを介したワーキングメモリーの機能不全が関与していることや，ドーパミン・ノルアドレナリンがうまく働かないことによる報酬系の強化障害や注意欠如，反応抑制がうまくできないことが考えられています．
　このような病態研究の成果を応用して，薬物療法が最も進んでいる神経発達障害がADHDであるというわけです．Functional MRIによる脳機能とADHDの関係も研究されており，今後は様々な神経発達障害の研究に幅広く応用されるものと思われます．

Part 2　各論―― A. 疾患各論

　薬物療法は小学生でも行われることはありますが，あくまでも必要な場合に限定して慎重に使用する必要があります．薬物療法については，後に詳しく解説します．

　なお，虐待に関連して，ADHDに良く似た症状が現れることがあります．虐待される子どもにも虐待する親にもみられる可能性がある症状で，不注意が前景に立つ多動症です．夕方からハイテンションになる傾向がある多動性は日によってむらがあり，反抗性挑戦性障害がしばしばみられるほか，ADHDに対する効果が認められている中枢刺激剤が無効で，抗うつ薬や抗精神病薬が有効だとされています．虐待に関連したADHD様症状を有する患者は，罪悪感をもたないまま残虐な犯罪を起こす可能性もあるかもしれません．また，虐待を受けることでASD様症状を呈する子どももいます．これらの子ども達とASDやADHDとの鑑別は重要だと考えますが，ASDやADHDが虐待を受ける誘因になることもあり，鑑別はしばしば困難なことがあります．

限局性学習障害（群）

　限局性学習症とも表記されますが，これは知的発達には遅れがなく，視覚や聴覚，運動能力に問題となるような困難がなく，本人が努力しているにもかかわらず，かつ，生育環境や教育環境が十分であるにもかかわらず，ある種の限定的な能力障害によって，知的能力から期待される学力が身に付かず，学業不振が著しい場合を意味します．

　ただし，歴史的には教育界における学習障害の定義と医学会におけるそれには食い違いがあり，今でも医師と教師との認識が異なる場面は少なくないようです．

　限局性学習障害は，失読症，書字障害，失算症のように特定分

野の学習障害を意味するものであり，これら3つにタイプ分けられています．

「字が読めるのに書けない」，「字が読めない」，「計算ができない」という主訴を詳しく問診し，実際の症状を確認した上で，学業不振があることを確認するとともに知能検査を実施して，知能の発達が正常範囲であることを確認することが診断を行うための前提になります．つまり，知的発達と学業成績の間に乖離があれば，限局性学習障害の存在を疑うわけです．問診などにより環境因子を検討し，症状を詳しく観察してどのタイプの障害があるのかを判断し，他の神経疾患との鑑別診断，他の神経発達障害の合併があるかどうかを検討し，はじめて診断が確定されます．

鑑別を行うべき疾患として，副腎白質変性症やWilson病，Niemann-Pick病，異染性白質変性症などがあります．

併存する可能性がある神経発達障害には，ADHDやASDが少なくないことが知られています．薬物治療でADHDの症状が落ち着いても学業不振が疑われる場合に，限局性学習障害が疑われるという記載はいろいろな成書にみられます．ADHDと限局性学習障害の合併率は40%を超えるという報告もあります．

読字障害や書字障害の症状を確認するためのスクリーニング検査としては，音読検査や標準読み書きスクリーニング検査（STRAW-R）などが考案されています．また，知能検査および発達検査の一つである日本版KABC-Ⅱは，語彙尺度や算数尺度，書き尺度，読み尺度を含んでおり，日本では算数や読み書きに困難さを示す子どもの問題点を把握するための検査としても利用されています．

DN-CAS認知評価システムは，子どもの認知機能や学習能力の特性を分析することが可能な認知機能検査として代表的な心理

Part 2　各論── A．疾患各論

検査です．認知機能の問題点を分析することで限局性学習障害の
メカニズムを個別に評価あるいは推測し，それを基に学習指導や
治療に応用することが米国を中心に実践されています．

　読字障害の基本的な病態は音韻処理の困難さが想定されてお
り，文字と音の対応や単語や語句をひとまとまりのものとして認
識する機能に困難さがあるとされています．これらの問題を解消
することを目的とした解読指導方法として，小学校1年生から
音読能力の評価を繰り返して誤読しやすい部分を中心に音読指導
を繰り返すRTI（response to intervention）モデルなどが多
く行われていますが，近年は鳥取大学方式と命名された二段階方
式の音読指導プログラム（国立成育医療センターホームページ参
照）も公開されています．

　書字障害の多くは読字障害に伴うことが知られています．読字
障害の指導を行って読書量を増やすことで読字書字困難の改善が
期待できるとされています．

　他方，計算障害に対する標準的な指導法は現時点では確立した
方法はないようです．

運動症

　運動症は，その名の通り，運動能力の発達に問題がある場合を
言いますが，言葉を発する運動機能の発達の遅れも含まれます．
運動症に，発達性協調運動障害，常同運動障害，チック症および
トゥレット障害が含まれます．

1　発達性協調運動障害

　運動領域における神経発達障害を発達性協調運動障害とよびま
すが，簡単な表現をしてしまうと「同年代・同月齢の他の子ども
達に比べて運動機能の発達が遅く，乳児期を過ぎると不器用な子

どもとして把握されることが多い協調運動が苦手な子どもである
という神経発達障害をいう」ということになりそうです.

　走って転がっているボールを足で捕捉してから蹴り出す，など
のように身体の各部位を上手く協調させて運動しないとこなせな
い行為を練習を積み重ねても同じ年代・月齢の子ども達よりも明
らかにできるようになる練習量が多い，あるいは，練習量を増や
してもできない場合，協調運動の困難さがあることになります.
　このような協調運動の困難さのために，暦年齢相当の日常生活
における活動や学業成績が障害を受け，職業訓練や職業活動さら
にはレジャー活動も継続的に障害される場合は，発達性協調運動
障害がある可能性が高くなります.

　発達性協調運動障害は幼稚園までの初期早期発達段階におい
て発症している場合でなければ，診断されません.　一般的には5
歳以降に本症の診断が行われているようです.
　もちろん，知的発達症，視力障害，脳性麻痺，筋ジストロ
フィー，変性疾患など運動神経の機能異常を示す疾患が除外され
ていなければ，発達性協調運動障害とはいえません.　乳児期か
らの協調運動の発達に遅れがある NICU 退院児や ASD あるいは
ADHD のある子ども達との関連性の存在も明らかになってきて
います.

　成人になっても続く発達性協調運動障害の影響は重大であり，
「不器用さ」に対する支援は必要であると考えられています.　支
援としては，幼児期においては体力の増強よりも多様な動きをす
る経験をさせることが大切であり，幼児が自発的に楽しく体を動
かしているうちに自然と様々な動きを体験できるような指導が必
要であると考えられています.
　学童期では，他の神経発達障害の問題が解決ないし改善した場

Part 2 　各論―― A. 疾患各論

合に発達性協調運動障害に気づかれる場合と，養育者がネットや
図書の情報から子どもの不器用さを心配して受診する場合があり
ます．作業療法や理学療法での対応のほか，教育現場での取り組
みも必要であると考えられています．しかし，現時点では有効性
に関するエビデンスのある治療法あるいは介入法は確立していま
せん．

2 　常同運動障害

　反復性で駆り立てられるような，それでいて目的のない動きを
する障害を常同運動障害もしくは常同運動症とよんでいます．頭
や手足，体幹を振り回すような動きが多いことが知られていま
す．

　手首をひらひらさせる，あるいは，首振りのような単純な動き
は，3歳未満の定型発達児でも一人遊びや習慣として観察される
ことはありますが，成長とともに自然に消失することが多いこと
が知られています．

　日常生活に支障をきたすような複雑で長期間持続する常同運動
は定型発達をしている子どもでは稀であり，日常的に持続し生活
に困難さを与える場合は，常同運動障害あるいは常同運動症と診
断する理由になります．やはり，早期発達期に発症すると定義さ
れており，幼児期に診断がつくことが一般的です．

　意図せずに自傷してしまうような重症の常同運動もあり，それ
は知的発達症や視力・聴力障害，ASD および Lesch-Nyhan 症
候群などのような知的障害を伴う様々な遺伝性疾患に伴う場合が
ほとんどであるとされています．しかし，これらの基礎疾患があ
る場合には常同運動障害とは診断せず，基礎疾患の診断名に留め
るべきだとされています．

なお，ASD の診断基準として常同運動障害は必須ではありません．ASD に常同運動障害が併存していると診断するには，常同運動が重度なもので日常生活に支障を与えているか，もしくは，自傷の原因になっていて，かつ治療的介入を必要とする場合でなければなりません．常同運動障害の存在を重視し過ぎて ASD と診断するのは誤診の原因になるという認識がまず必要です．また，チック症と常同運動障害は鑑別されるべきであり，チック症は 5 ～ 7 歳ぐらいで発症することが多いのに対し，常同運動障害は多くは 3 歳以前から発症するとされています．

　ASD や ADHD がない常同運動障害をもつ子どもでもその運動によって日常生活や学習が障害されるため，学習面や社会的場面における困難さに対する支援や配慮が必要な症例が少なくありません．行動そのものを駄目なものとして否定したり，感情的な反応を伴った対応をしたりすることで，常同運動が強化されてしまうことがあり，注意が必要です．本人に治したいという動機があれば，認知行動療法が有効であることが知られています．しかし，本症に対する薬物療法が有効であるというエビデンスはありません．

3　チック症とトゥレット症

　チック症もしくはチック障害は，突発的に急速で反復性のある非律動性の運動または発語と定義されるチックによる生活上での困難さを認める状況を意味します．それぞれのチックを運動チック，音声チックとよんでいます．

　チックは，顔面や四肢，咽頭・喉頭，横隔膜など様々な部位での筋収縮のコントロールが不全に陥った結果として生じると考えられています．

　一過性のチックは学童の 15 ～ 25％にみられ，大半は数カ月でみられなくなるか寛解すると考えられています．チックの重症

Part 2 各論── A. 疾患各論

度は 1989 年に公開されたイェールチック重症度尺度（YGTSS）が用いられることが多いようです.

　チックは，以下の表のように分類されています．トゥレット症（トゥレット障害）は，運動チックと音声チックが同一時期に1 年以上併存している場合を示し，5 歳前後で発症することが多く，10 歳前後で重症度がピークとなり，重症チックもトゥレット症も 13 〜 15 歳で寛解する傾向が見られるようになり，85%は思春期に回復するという報告もあります.

表7 チックの分類

運動チック
　1）単純性運動チック：瞬目（まばたき），肩すくめ，四肢の伸展など単純な動きなど瞬間的なもの
　2）複雑性運動チック：2 つ以上の単純性運動チックが同時または連続性に起こる，あるいは，手を交差させる，首を回す，体を一回転させる，床をさするなど多彩な動きが続くもので，単純性運動チックよりも持続時間が長く，口唇や舌を噛む，あるいは顔を叩くなどの自傷行為もある

音声チック
　1）単純性音声チック：咳払い，鼻鳴らし，うなる，「ひっく」「ひっ」「あっ」など短い音声やしゃっくりのような発声
　2）複雑性音声チック：本人の普段の話し声で，短文や単語などを繰り返す同語反復や言葉尻を繰り返す反響言語，卑猥な言葉を口走る汚言などがある

　18 歳以前の発症で，薬物中毒や脳炎などの器質的疾患が除外されている場合，チックの種類と継続期間により分類します．つまり，発症から 1 年以内は暫定的チック症であり，1 年以上続いていればチック症です．そして，その 1 年以上の期間に運動チックと音声チックが併存していれば，トゥレット症と診断されます．運動チックと音声チックは同時に出現しなくてもトゥレット症と診断することに注意が必要です．運動チックのみであれば，持続性または慢性運動チック症，音声チックのみであれば持

続性または慢性音声チック症と診断します.

　チックは不随意運動であり，自発的な常同運動と区別する必要があります．また，舞踏病やアテトーゼ，ジスキネジア，ミオクローヌスとの鑑別も必要になることがあります．また，トゥレット症の約9割にADHDあるいは強迫神経症などの精神疾患が合併するといわれています．逆にADHDの30～50％にトゥレット症が併発すると報告されています.

　なお，チックは不随意に生じますが，一時的に随意的な抑制が可能であることが知られています．症状が出現する前に，主に不快感を伴う前駆衝動とよばれる予兆が観察されることがしばしばあります．この不快感は手掌，腹部，喉などに生じやすく，チックの出現によって軽快することが多いとされます．チック症は認知機能障害を伴いません.

　リラックス，運動，学習や趣味への集中などによってチックは軽快することが多く，ストレスや不安，空腹，疲労などで増悪することが多いことが知られています.

　治療には環境調整を含む心理教育や認知行動療法や薬物療法が行われていますが，薬物療法には十分なエビデンスはありません．いずれの治療法でも改善をみない場合には脳外科における脳深部刺激療法が検討されることもありますが，現時点では未完成な治療法であると考えられているようです.

Part 2 ● 各論

B. 治療・療育・連携・支援の概要

　手先の不器用さや協調運動の稚拙さが目立つ例では作業療法士が担当し，言葉の発達が遅れている場合には言語聴覚士が言語訓練を担当し，心理的問題には臨床心理士がカウンセリングや心理療法を担当するというパターンが基本となりますが，個々の機能障害にだけ着目するのではなく，子どもの発達を全体として鳥瞰しながら評価と訓練を繰り返して多種職が連携して支援を継続する必要がある，という認識が大切です．

　なお，神経発達障害に対する医師と各種のセラピストによる治療や治療的訓練，心理療法などを総じて"神経発達障害に対するリハビリテーション"と表現することもしばしばあります．リハビリテーションには，生活を再建するという意味があります．神経発達障害のある人々の日常生活上での困難さを軽快させる目的で行う支援の一つという意味で，リハビリテーションという言葉は相応しいものであると思われます．

心理療法

　心理療法という言葉を聞くと催眠療法のようなものを想像する人は世間には少なくないようです．しかし，催眠療法は基本的に神経発達障害の治療あるいは支援として使われることはないと考えてよいでしょう．では，どんな心理療法があるのか，心理療法として何をするのでしょうか？

実際には特別なことをするのではありません．もちろん，臨床心理学のともすれば難解な理論に基づいた心理療法も行いますが，その前に多くの医療者にできることがあります．

　患児とその家族の立場を理解し，患児や家族，特に養育者である母親，父親が患児の問題を受容できるように，心配事・悩み事などを医療者が受容的に傾聴し，患児の特性やそこからくる困難さについて，また患児の優れている部分も含めて，わかりやすく丁寧に説明を行うことが，心理療法の基本です．カウンセリングや心理コンサルテーションあるいは心理的支援とよんでもよいと思います．子育ての難しさ，そして育つことの難しさを理解した上で，子育て支援，成長支援として心理的なサポートを行う必要があります．

　神経発達障害がある子ども達も月齢・年齢が進むにつれて，それぞれに特性のある成長を続けて行きます．そのため，様々な発達段階によって，その特性からくる特異的な行動や感覚の特殊性に変化が生じます．その変化に相応しい対応・支援を継続的に行っていくことが患児と家族への支援のために必要となります．

　したがって，おとなの発達障害には，おとなならではの対応がしばしば必要になります．

　対応には心理カウンセラー・臨床心理士といった心理職だけではなく，医師や看護師，あるいは作業療法士や言語聴覚士なども参加するチーム医療が必要であり，社会的な問題にも対応するために自治体の福祉部門や教育関係者との連携も必要になります．

　このような支援体制を整えた上で，臨床心理学的な技法を用いたカウンセリングや心理療法を行うわけですが，どのような心理学的側面をどのように扱えばよいのかを知るための評価方法として，認知機能的特徴，知的水準，適応行動，感覚や運動の機能的特徴，心理社会的問題や環境問題の評価および併存疾患を含めた

Part 2 各論──B. 治療・療育・連携・支援の概要

包括的なアセスメント（評価）が必要になります．

　ASD に対する代表的な心理療法は，ABA（Applied Behavior Analysis: 応用行動分析）や TESCCH（Treatment and Education of Autistic and Communication Handicapped Children）があげられます．

　ABA は，先行条件と行動と結果事象の関係のなかで行動を変容させようとする方法で，ASD 児に直接働きかけることで適応行動を促進するアプローチです．つまり，どんな時にどんな行動をするとどんな結果が生まれるかを学習させる方法です．このアプローチ方法は，子どもに対する直接的な介入のほか，養育者に対するペアレントトレーニングの一部にも応用されることがあります．

　TESCCH は，生活環境の時間的・空間的構造化を行うことで ASD 児の精神的安定と適応構造を促進するアプローチ方法です．具体的には，視覚的に理解しやすい時間割や作業の手順を認知しやすい図解で提示するなどの方法で，環境の構造を ASD 児に認知しやすい形に統一性をもたせて構築することだと説明されています．

　ADHD でも環境の構造化や行動調整の心理的介入は必要であると考えられており，ASD と ADHD のいずれの場合にも障害についての心理教育も重要であるとされています．ASD の不安に対する治療として，認知行動療法が有効だという報告もあります．

　なお，支援のための心理学的評価には診断に使われる心理検査や発達検査がしばしば用いられます．たとえば，M-CHAT や PARS-TR などは ASD のスクリーニングと支援のための評価としてしばしば用いられます．検査対象者の年齢や知的発達の度合

い，特性に応じた検査法を支援のための評価ツールとして選択すべきであることはもちろんです．

リハビリテーション

　神経発達障害に対するリハビリテーションは，言語聴覚士や作業療法士あるいは理学療法士がそれぞれの得意分野での訓練を行うことがメインになっている施設が少なくありません．それぞれの分野の視点から行う認知機能をはじめとする高次脳機能の評価および訓練をも含む多様な内容が含まれています．

　なお，臨床心理士による心理療法もリハビリテーションに含まれます．リハビリテーションは様々な評価をそれぞれの子どもに対して行いますが，心理検査や発達検査，認知機能検査も必要不可欠なため，言語訓練士がこれらの検査を行う施設もありますが，多くの場合，心理療法は医師や臨床心理士によって行われます．

　また，本書の別の項目で解説しているソーシャル・スキル・トレーニングやライフ・スキル・トレーニングあるいはペアレントトレーニングもリハビリテーションの一つと考えられるものです．

　いずれにしても，リハビリテーションも患児の特性を理解し治療効果の評価を行うために心理検査や発達検査を適切な時期に適切な方法で繰り返すことが必要です．それぞれの評価に基づく治療計画を立案し，医師，理学療法士，作業療法士，看護師，言語聴覚士や臨床心理士やソーシャルワーカー（MSW）が共通認識をもってチームとしてのゴール設定を行ってリハビリテーションに取り組みます．

Part 2 各論——B. 治療・療育・連携・支援の概要

　心理療法と言語聴覚療法については他の項で書いていますので，ここでは理学療法と作業療法について解説します．

　運動発達症や発達性協調運動障害の児に対しては，ADL の向上を目指して「できる ADL」の訓練を積み上げることで「している ADL」の向上を図り，その訓練を行います．このような考え方の訓練を目標指向的 ADL 訓練とよび，すべてのリハビリテーションスタッフに共通する訓練の基調としています．

　神経発達障害に対して行われる理学療法は主に運動療法です．運動療法の目的として，運動によって関節可動域の維持・改善，筋力の維持・改善，持久力の増強，協調性運動能力の改善，運動発達の促進があげられます．小児の運動発達の特徴である段階的発達のパターンを理解し，それぞれの児の発達状況に合わせた運動療法を行います．

　神経発達障害に対する作業療法の目標は，支援全体の目標である生活上の困難さを最小限に抑制して個人の社会生活の適応能力を高めることにあり，心理療法と同じ目標を違う方法で目指しているといっても過言ではありません．運動発達症を運動療法を主とする理学療法で改善しながら作業療法も平行して行うという意味では，理学療法と作業療法は対象者ごとに必要に応じて組み合わせるエンジンとギアのような関係にあると考えられるでしょう．

　作業療法士が行う神経発達障害に対する検査には，日本版ミラー幼児発達スクリーニング検査，簡易上肢機能検査および感覚統合療法のための南カリフォルニア感覚統合検査という行動質問紙法による行動評価検査があります．

JCOPY 498-32808

治療面では，作業療法として認知機能訓練，ADL 訓練のほか，感覚統合療法を行う小児リハビリテーション科を備えた施設が増えています．

　感覚統合とは，視覚，聴覚，臭覚，味覚，触覚，前庭覚，固有受容覚などの感覚システムから入ってくる感覚情報を総合的に統合して使いこなす機能であると説明されます．感覚統合を感覚処理という言葉に置き換えることもありますが，それは感覚処理系の研究が進歩している影響であると思われます．

　感覚統合障害あるいは感覚処理障害は，感覚入力系の障害である感覚調節障害と感覚情報に基づいた行為が障害される行為機能障害に分類されています．
　感覚調節障害は，子どもの泣き声，自動車のクラクション，掃除機の音などを聞いてパニックを起こす聴覚過敏，触覚や味覚に過敏で服を着ることができない，食べることができないといった感覚刺激に過敏に反応する場合をいいます．
　行為機能障害は，運動や行動を行う実行機能の障害，目的行動を行う際に必要な概念化や計画能力の障害をいい，何をすればいいのかわからない，同じ遊びを繰り返す，不器用で行為が稚拙である，模倣動作ができない，協調運動が稚拙である，手指の巧緻性が悪い，姿勢を保持できない，眼球運動に問題があるなどの症状が知られています．

　これらの問題に作業療法を応用して取り組む治療法が感覚統合療法です．訓練室での感覚統合療法は，粘土や砂，水，小豆などで触覚を刺激する遊びやフィンガーペイント，ブランコやトランポリンによる前庭覚を刺激する遊び，ボールを見つめて追いかけさせることで視覚を刺激するボールとりなどを組み合わせて行います．

Part 2 各論── B. 治療・療育・連携・支援の概要

また，家庭や幼稚園あるいは学校など日常生活の場における環境調整も大切です．パーテーションやカーテンなどの活用，テレビやラジオの音量調整，パニックを起こした際に興奮をクールダウンさせるための刺激のないスペースの確保などがあげられます．

ソーシャル・スキル・トレーニング（SST）と ライフ・スキル・トレーニング（LST）

既に述べましたが，社会的な場面における適応行動を実行できるためのスキルをソーシャル・スキル・トレーニング（SST）とよび，練習によって獲得する，生きていくためのスキルをライフ・スキル・トレーニング（LST）とよんでいます．

社会生活を送るために必要なスキルを身につけることで，家庭生活だけではなく，学校生活や職業上での困難を回避することができることは既に実証されています．成人からスキル・トレーニングで成果をあげるのは子ども時代のトレーニングよりも難しいことが知られています．「子どもだから…」という理由でトレーニング実施を先延ばしすることなく，子ども時代から将来にわたって必要になると考えられるスキルを身につけさせるトレーニングを計画的に実施することが大切であると考えられています．

トレーニングを行うための第一歩は，その技法を学ぶことです．第二歩は，対象となる子ども一人一人の特性をしっかりと把握し，良いところを知ることです．良いところを応用することで，新しいスキルを身につける動機付けを行ったり，トレーニングを行ったりします．子どもの問題行動に振り回されるのではなく，冷静に子どもを観察することが大切なのです．

対象となる子どもに何かをさせようとする時，子どもの自己決

定権，つまり，自分が何をするかを自分で決めさせる権利を最大に尊重して行動をさせます．そうすることで，子どもは達成感をもつことができるようになり，自己昂揚感・自尊感情が改善します．例えば玩具を片付けさせたい場合なら，「玩具を片付けなさい」と命令するのではなく，「玩具を片付けてくれると嬉しいな」などおとなが主導権を維持したまま子どもに行動を自己決定させます．そして，上手く片付けたら「ちゃんとできたね！片付けてくれてありがとう！」と褒めることを忘れないようにします．こうすることで，子ども達は達成感を得ますし，達成感を積み重ねることで自己昂揚感・自尊感情が芽生えます．ただし，最初から完全を求めるのではなく，一歩一歩改善を積み重ねて完全を子どもが自ら目指せるように指導しなければなりません．

トレーニングの内容は，片付け物だけではなく，じっと座る，静かにする，順番を守る，学習をするなど学校生活や社会生活において求められる様々な行動が含まれています．これらのことを学校や医療機関だけではなく，家庭でも継続する必要があります．

ペアレントトレーニング

神経発達障害がある子どもに対する支援には，その周囲にいる家族の協力は不可欠です．ですが，子ども自身が，その特性によって日常生活上で様々な困難によって行き詰っている場合，家族も疲弊し困窮していることがほとんどです．

精神科や臨床心理学には，レジリエンスという概念があります．これは，様々な精神的あるいは心理的な問題に対峙したときに人が発揮し得る自己回復機能として理解されています．つまり，身体的疾患に対する回復力のように精神的・心理的に立ち直

Part 2 ── 各論── B. 治療・療育・連携・支援の概要

る力や柔軟に対応する力が人にはあるという考え方です.

　子どもの特性に基づいた問題行動によって，家族内でストレスによる人間関係の悪循環が生まれ，子ども自身へのリハビリテーションなどの治療や支援の進行とともに，母親だけではなく，診療場面では観察が難しいことが少なくない父親を含む家族全体の関係性を視野に入れた支援法を模索する必要性が出てきます.

　特に，注意欠如多動症や自閉スペクトラム症の子どもの家族をみる臨床場面では，それぞれの神経発達障害に生じやすい子どもの行動を出発点とする家族間の心理的な人間関係の悪循環が生じやすいとされています.

　過去におけるこのような家族の臨床場面における観察に基づいた研究により，神経発達障害をもつ子どもの家族にも，家族としてのレジリエンスが存在することが認められるようになりました. このことを基礎として，神経発達障害をもつ子ども自身に対する生活上の困難さへの治療的介入を行うと同時に，親子関係の良好性の向上を目指して，子ども自身と家族のレジリエンスを生かしていくことが考えられるようになりました. その考え方による家族支援の代表的な方法が，ペアレントトレーニングです.

　アメリカで始められたペアレントトレーニングは，神経発達障害がある，あるいは，あるのではないかと疑われている子どもに対して育てにくさを感じている養育者を対象にした，子どもへの対応方法や子育てのための行動技法を学ぶためのトレーニングのことです. 日本では，主に ADHD があるか，疑われる子ども達の養育者を対象に実施されることが多い傾向にあります.

　この神経発達障害がある子どもの養育者は，子どもの特性に基づいた行動を問題行動として対応することに疲弊していることが

多く，特に母親はそのような状況に至ったことに対する自責の念をもっていることが多く，この神経発達障害についての正しい知識をもたせることで心理的な負担を軽減させ，子どもの行動に対する対処方法や指導方法を練習し，練習したことを家庭内で実施することで子どもに対する拒否的な感情を軽減させ，日常生活の安定性を回復させる必要があると考えられています．

　日常生活における母親の心理的安定性を回復することで，発達神経障害がある子どもが養育者に激しく叱られたり，良い行いをしても無視されたりして自尊感情を低下させることが関与する反抗挑戦性障害という二次障害の発症回避ができるという点は，ADHD だけではなく ASD や他の種類の神経発達障害がある児とその養育者にとって有益です．

　ペアレントトレーニングは，親子関係の悪循環を解消するために，望ましい行動を子どもと養育者の双方で増やすよう，望ましくない行動を減らすように訓練し，双方の破壊的行動をなくすことを目標に行う親教育として，まとめることができます．そして，その内容は，子ども達の発達年齢・発達月齢に相応しいものでなくてはなりません．

神経発達障害と食事

　知的発達症がある児では，摂食量がコントロールできずに肥満あるいは痩せを生じてしまうことがあります．ASD では独自のこだわりや下位症状である知覚過敏が関与する偏食が問題になることがあり，ADHD では食事に集中できずに偏食を生じることがあります．どのタイプであっても，代謝性疾患など食事制限が必要な病態があればその病態に応じた食事が必要であり，そのような病態がなければ可能な限り年齢に応じた食事摂取量の実現を目指す努力が必要です．

Part 2　各論――B. 治療・療育・連携・支援の概要

　個々の患児の特性に相応しい食事環境と食事形態を備えた献立を提供し，栄養の過不足をできるだけ抑えた食事が必要です．したがって，状況によっては通常よりも炭水化物を制限して減量を図る，蛋白質を多くして筋肉量の増加を図る，などの工夫も必要になるかもしれません．腸内細菌の種類を豊富にするような食事を提供し，腸内環境を改善することで神経系に好影響を与えることができるという科学的な研究成果も近年になって報告されており，有用性が期待できます．

　いずれにしても，養育者（主に母親）が子どものために医療者やいろいろな人々と相談して栄養値が高いバランスのとれた食事を用意し，それを一緒に食べることは親子間の愛着形成に好影響を与えます．食事療法が神経発達障害のある子どもの多動性や衝撃性あるいは興奮，偏食，奇異行動などの抑制や全般的な改善に効果があるとする医師も実際にいますが，おそらくその多くの症例に愛着形成の促進など親子関係の促進が関与している部分が少なくないと考えられます．もちろん，食事内容の変更による栄養学的な改善もいくらかの効果があると思われますが，現時点では十分なエビデンスはないようです．

薬物療法

　薬物療法は，神経発達障害に対する補助的な治療法ですが，二次障害に対する治療を含め，患者の問題点，生活上の困難さと薬物の作用や副反応をよく理解した上で処方すれば有用な例は少なくありません．しかし，漢方薬と同じく病名治療として処方すると思わぬ有害事象が起こりえます．それを知らずに資格だけで処方するのは誤りに他なりませんが，そうさせてしまうような制度しかないのが，わが国の問題点なのかもしれません．
　なお，現時点では専用の治療薬があるのは ADHD だけです．

他の神経発達障害に対しては，不眠などそれぞれの児にとって問題となる症状に対する向精神薬を対症療法として使用する場合があります．また，便秘などの合併症に対する薬物治療も行われることがあります．

どの薬剤も禁忌や副作用に関する情報をしっかり押えておく必要があります．

1　ADHD に対する治療薬

①アトモキセチン（商品名：ストラテラ）

ADHD に対する治療薬です．ノルアドレナリン再取り込み阻害薬で，ADHD の中核症状である不注意・多動性・衝動性を改善する効果が期待される薬剤ですが，効果発現までに時間がかかるとされます．

18 歳未満では，1 日 0.5mg/kg から開始して，その後 1 日 0.8mg/kg まで増量してからさらに 1.2mg/kg まで増量します．維持量は 1 日 1.2 ～ 1.8mg/kg で，1 ～ 2 週間ごとに増量することが多いようです．上限である 120mg/ 日を超えてはなりません．

副作用には，悪心，食欲減退，傾眠，口渇，頭痛などがあり，最も多い食欲不振は毎月 1 回の定期的な体重測定で発見可能です．食欲不振に対する治療薬として漢方薬である六君子湯がしばしば有用です．モサプリドクエン酸塩水和物（商品名：ガスモチン）を併用する医師もいるようですが，効果は期待できません．

②徐放性メチルフェニデート製剤（商品名：コンサータ）

ドーパミン再取り込み阻害薬で，かつ，ノルアドレナリン再取り込み阻害薬で，ADHD に対する治療薬です．アトモキセチンより効果発現が早く，依存や乱用のリスクは高くないと言われていましたが，実際には覚せい剤としての作用をもっており，中学生以上になるとその作用に気づいて試験前などに乱用する症例が

92

少なくなく，処方する医師も調剤する薬剤師・薬局も登録制にして流通管理が行われていますが，患児自身が要領よく乱用してしまい，依存症の発症を完全に阻止することは困難なことがあり，気軽に処方すべきものではありません．

18歳未満では，18mg錠1錠を1日1回朝食後に投与します．増量は2週間程度の間隔をおいて少量ずつ行い，最高45mg錠1錠を1日1回朝食後に投与します．

うつ病あるいはうつ状態が併存している症例に対しては，基本的には使用しない，あるいは慎重投与が必要であり，重症うつ病には禁忌であるとされています．

副作用には，チック，体重減少，食欲減退，不眠，頭痛，腹痛，悪心などがあり，食欲減退にはやはり漢方薬の六君子湯が有効な症例があり，モサプリドクエン酸塩水和物（商品名：ガスモチン）は多くの症例で有効性に乏しいと思われます．

③グアンファシン塩酸塩（商品名：インチュニブ）

小児期におけるADHDに対する治療薬です．平成29年3月に製造販売の承認が行われた新しい薬剤です．これは，選択的α2Aアドレナリン受容体作動薬で，1日1回朝食後に投与します．

副作用は，傾眠，血圧低下，頭痛が主なものとされます．

なお，成人のADHDに対する治療薬として，ダソトラリンを8mg1日1回投与する試みが有効性を示すとして，今後の注目を集める可能性があるようです．ダソトラリンはドーパミン再取り込み阻害薬で，かつ，ノルアドレナリン再取り込み阻害薬ですが，覚せい剤としての作用が弱いことが利点だと思われます．

また，センタナファジンというセロトニン再取り込み阻害薬で，ドーパミン再取り込み阻害薬で，かつ，ノルアドレナリン再取り込み阻害薬の作用（トリプル再取り込み阻害作用）をも備えた薬剤が，小児と成人のADHDに対する治療薬として開発され

つつあります.

　どの薬剤も作用機序から，ADHDの併存症であるうつ病や強迫性障害などの発症リスクを減らすことが期待されていますが，重症のうつ病では自殺企図が強まる可能性があるなど問題点もあります.

　これらの薬剤は，どのADHD患者にも投与できる万能薬ではなく，自分でまったくコントロールできない問題が生活上の大きな困難さの原因になっていることが明らかで，患者とその家族が望む場合にのみ処方するものであるとの認識が必要です．つまり，あくまでも補助療法薬と考えるべきものです.

　また，多動性や衝動性の多くは小学校高学年のうちに自然に目立たなくなるため，ADHDに対する薬物療法はできるだけ小学校のうちに終了することを目指すように，周囲の対応で問題が起きずにすむ環境を実現する努力が必要です．服用を続ける場合は，子ども自身が服用の必要性を理解し納得して服用する状況にあることが必要です．そうでなければ，怠薬や乱用が起きるリスクが高まると考えられます.

2　合併症に対する治療薬

　向精神薬がいろいろな神経発達障害のある子どもの症状改善のために必要に応じて処方されることがありますが，できる限り少量を短期間の使用に留めることが望まれます.

不眠症

　できる限り睡眠薬・睡眠導入剤は使用しません．習慣性・依存性・副作用の問題を考え，特にベンゾジアゼピン系は基本的に使用すべきではありません．神経発達障害がある場合，不眠症・睡眠障害が深刻な例では薬剤の使用をせざるを得ない場合には処方

Part 2 ── 各論── B. 治療・療育・連携・支援の概要

を行います．どの薬剤もふらつき，傾眠，頭痛，倦怠感などの副作用があります．

また，小児では不眠症のほか，睡眠時無呼吸症候群，レストレスレッグ症候群，周期性四肢運動障害，夢中遊行症など多彩な睡眠障害が起こり得ること，これらの睡眠障害が ADHD の発症と関連性があることも知られています．

● スボレキサント（商品名：ベルソムラ）

中学生以上や体格が大きな高学年の小学生には 1 回 15mg を投与します．中高校生で，15mg で効果が不十分な場合には 20mg 錠を使います．アレルギーを起こす場合には禁忌です．依存性が少なく，他剤が無効な場合に使う傾向があります．

● ゾルピデム（商品名：マイスリー）

比較的副作用が少なく依存性がないとはいわれていますが，長期内服すると耐性やふらつきが生じることがあります．小児では，1 日 1 回，眠前に内服させます．薬用量は，2.5mg（5mg 錠の半錠）から開始し，5mg 1 錠が標準です．中学生以上は 5mg 1 錠から開始し，最高は 10mg です．

● ラメルテオン（商品名：ロゼレム）

メラトニン作動薬で，副作用が比較的少ないとされる睡眠薬です．アレルギーのある患者や高度の肝障害がある場合など禁忌があります．ASD がある患児の睡眠リズムの適正化に有効な場合が少なくありません．小児では半錠分の 4mg を分 1 で寝る前に内服させます．

不安・苛立ち

新しい環境に適応するのが困難なとき，自分の考え方や希望など人に伝えたいことが上手く表現できず困難さを感じるときな

ど，神経発達障害のある子ども達は様々な場面で不安や苛立ちを感じます．

• アリピプラゾール（商品名：エビリファイ）

　散剤，錠，OD錠，内服液や注射製剤があります．ドーパミンD2, D3受容体パーシャルアゴニストで，ドーパミンによる神経伝達が過剰なときは抑制的に，過小なときは促進的に作用します．同じ系統の薬剤であるリスペリドン（商品名：リスパダール）よりも副作用が少ないことが利点で，小児に対しても少量投与が可能です．一般的に小児では0.25mg/日以下で開始し，通常は0.2〜0.4mg/日を眠前投与します．この薬剤はASD児の気分変調に対して使われることがあります．

　なお，リスペリドンは小児では破壊的行動を示す場合などに0.2〜0.5mg分1眠前投与が行われる場合があります．

　ASD児などの気分変調に使用される薬剤には，これらの他に，炭酸リチウム1〜5mg分1眠前，カルバマゼピン5〜50mg分1夕食後，ラモトリギン2〜25mg分1夕食後などが処方されることもあります．これらは，アリピプラゾールと併用されることもあります．なお，ASD児や知的発達症の気分障害に対してピモジド（商品名：オーラップ）が処方されることがありますが，この薬剤がうつ病やパーキンソン病を誘発することがあり，0.1〜0.5mg/日の少量投与を1日1回朝食後に行う程度に留めるべきだという考え方もあります．

漢方薬

　虚証か中間証なら甘麦大棗湯（かんばくたいそうとう）や抑肝散加陳皮半夏（よくかんさんかちんぴはんげ），中間証なら柴胡清肝湯（さいこせいかんとう），実証なら柴胡加竜骨牡蛎湯（さいこかりゅうこつぼれいとう）のようなイライラや興奮を抑える薬剤を証に合わせて使うことがあります．

Part 2　各論——B. 治療・療育・連携・支援の概要

　虚証は虚弱体質，実証は体力があるタイプ，両者の間が中間証です．柴胡が入っている方剤は，脇腹や下位肋骨や胸骨柄までの領域に圧痛があるか，過剰にくすぐったい胸脇苦満という所見がある場合に適しています．

　小児に対する投与量は，1～2包，分2（朝夕の食前）がおよその目安とされています．厚生労働省の保険診療上のルールでは，漢方薬の小児への投与量は以下のような目安が示されています．これらの量から大きくはずれなければ健康保険上での問題はないと考えられます．

2歳未満	成人量の1/4
4歳未満2歳以上	成人量の1/3
7歳未満4歳以上	成人量の1/2
15歳未満7歳以上	成人量の2/3
15歳以上	成人量と同じ

うつ病・うつ状態

　二次障害として，ASDやADHDにうつ病やうつ状態が合併することは少なくありません．特に，年長児や中高生では合併は多くなる傾向があり，児童期思春期におけるADHDの20～30%にうつ病・うつ状態が合併すると考えられています．

　成人のADHDの85%程度にうつ病が合併するとする報告もあり，うつ病はASDよりもADHDにより高率に発症すると考えて間違いないようです．ただし，知的発達症のあるASDではうつ病の合併例が多くなる傾向があります．

　神経発達障害に対する安易な向精神薬による安易な薬物療法は，神経発達障害による生活上での困難さを悪化させる場合や自殺企図につながる可能性を考慮すると，行うべきではありません．まず，環境整備やカウンセリングなどによる心理療法を優先させるべきです．しかし，家族や学校関係者などの協力が得られ

ない場合や家族が本人だけを通院させて無視しているような傾向
がある場合など，慎重に向精神薬を使わざるを得ない場合があり
ます．そんな場合も本人の同意を得て家族に働きかける努力もし
なくてはなりません．

　うつ病やうつ状態に対してもアリピプラゾール（商品名：エビ
リファイ）が小児に対して少量投与が可能です．一般的に小児で
は 0.25mg/ 日以下で開始し，通常は 0.2 ～ 0.4mg/日を眠前投
与します．

　24 歳以下の患者に対する三環系抗うつ薬は攻撃性や不安・焦
燥などを示す患者では自殺企図や他害行為を示す可能性があり，
処方量は最小限に留めるべきです．中高校生では，アモキサピン
（商品名：アモキサン）は 10 ～ 25mg，1 日 1 回朝食後に内服
させますが，小学生以下ではイミプラミン塩酸塩（商品名：トフ
ラニール）を 0.5 ～ 0.8mg/kg/日分 3 にて投与しますが，それ
以上の増量は副作用の面から回避すべきだと思います．

　なお，8 ～ 17 歳の ADHD にうつ病やうつ状態，社会不安障
害が併存している場合には，選択的セロトニン再取り込み阻害
薬であるフルボキサミンマレイン酸塩（商品名：デプロメール，
ルボックス）を 1 日 1 回 25mg 錠 1 錠朝食後から投与し，7
～ 14 日毎に 25mg ずつ増量する方法も有効なことがあります
が，副作用として高プロラクチン血症があるため女児では少量
投与が望ましいと考えられます．どの年齢でも男児 1 日 100 ～
150mg，女児 50 ～ 100mg 分 2 以内に留める方が安全だと思
われます．

　この薬剤と類似の作用機序をもった抗コリン作用が弱いトラゾ
ドン塩酸塩（商品名：レスリン，デジレル）も 6 ～ 18 歳のうつ
病・うつ状態に適応がありますが，1 ～ 1.5mg/kg/日，分 2 ま
たは分 3 で開始し，3 ～ 4 日毎にゆっくり増量しますが，最大
量は 3mg/kg/日に留めるべきだと思われます．

　なお，安全性の面から抗不安薬は小児に対しては原則的に使用

Part 2 　各論――B. 治療・療育・連携・支援の概要

すべきではないと思います．また，抗うつ薬もできるだけ少ない量を処方し，「処方すれば中止を考慮する」という姿勢を堅持すべきだと思います．

便秘

　生活習慣の指導による解決が難しいことが多い ASD や知的発達症の児の便秘に対しては，ラクツロース（商品名：モニラックシロップ）やピコスルファート（商品名：ラキソベロン）あるいは酸化マグネシウム（商品名：マグミット）などがしばしば使用されますが，腹痛やしぶり腹，嘔気・嘔吐などの副作用が問題になることがあります．そこで，胃腸が丈夫な子どもには大黄甘草湯，体力中等度の子どもには調胃承気湯，虚弱な子どもや冷え性の子どもには小建中湯あるいは大建中湯を処方することも視野に入れると便秘への薬物治療の幅が広がり，便利だと思われます．

頻尿および過活動性膀胱

　中間遺尿，頻尿に対してはイミダフェナシン（商品名：ウリトス）半錠分 1 から開始し，1 錠分 2（朝夕食後）まで増量します．15 歳以上では成人と同様に 2 錠（0.2mg）分 2 で投与開始します．これで無効な場合には，ソリフェナシン（ベシケア）を 2.5mg 錠 1 錠または半錠分 1 食後で開始します．15 歳以上は成人と同様に 5mg 錠 1 錠分 1 です．いずれの薬剤も数日で効果が出ると思われますが，便秘や腹痛などの副作用に注意が必要です．

　これらの薬剤が無効な場合，プロピベリン塩酸塩（商品名：バップフォー）が有効なこともあります．5 ～ 10mg を 1 日 1 回 1 錠食後に内服させます．15 歳以上は成人と同じ 20mg を 1 日 1 回食後に内服させます．効果までの時間に個人差があり，2 週間以上の投与により効果判定を行います．尿閉や便秘，麻痺性イレウス，閉塞隅角緑内障などの副作用に注意が必要です．

食欲不振

　　食欲不振で体重が減少傾向にあり，かつ，明確な基礎疾患がない場合，六君子湯や人参栄養湯などの漢方薬やファモチジン，ランソプラゾールが使用されることがあるようですが，それについての明確なエビデンスはありません．一部の漢方薬に効果があるとする報告もあるようですが，エビデンスレベルは十分とは言えないようです．

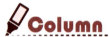

困った母親が増加している…？

　個人情報保護の観点から，いくつかの情報を伏せて実際にあった例を紹介します．
　ある女性は生後すぐから 25 歳に迎えた結婚式の前日まで，母親が添い寝していたそうです．結婚後，女性の新居に母親が毎日のようにやってきて，夫との性生活も含めいろいろなことに口出しをしたそうです．子どもに恵まれることもなく 20 年が過ぎたころから女性は食事を摂ろうとしても摂れなくなり，夫に対して母親への恨み言を毎晩話し続けるようになったそうです．さらに 10 年が経過すると，女性はうっ血性心不全との診断で利尿薬を処方されました．
　ある日，母親から子どもができなかったのは夫が原因だと叱責されたことを契機に彼女はまったく食事が摂れなくなり，水分を口にしないまま利尿薬を服用し，心肺停止に陥って夫の通報により救急搬送されました．
　治療の結果，一命を取り留めた女性は，夫と共に医師の説明を受け，脱水を伴う低栄養状態のまま利尿薬を内服し続けたことで低 K 血症となったことが致死性不整脈の誘因になったと推定されたことを知りまし

Part 2 　各論——B. 治療・療育・連携・支援の概要

た.

その後, 女性が入院している病院を母親が毎日のように訪れ, 彼女が寝ているベッドに添い寝をして帰宅することを繰り返していました.

ある日, 病院から帰宅しようとした母親が気分不良を訴えてその病院の外来を受診しました. その際に母親が自分と同じ病室に入院したいと言っていることを看護師から聞かされた彼女は, 泣き出し, 病院の屋上から飛び降りようとしました. たまたま巡視していた警備員が発見して事なきを得ましたが, 彼女は病室に戻ると仕事を終えて見舞いに来た夫に事の次第を話し, 夫婦で泣きくれたそうです.

その後, 母親の診察を担当した医師によって認知症を発症して担癌状態にある母親の状態が夫に説明され, 夫から医師にそれまでの彼女と母親の物語が伝えられました. 彼女にも医師や看護師, カウンセラーによる聞き取りが行われた結果, 病院側が母親と彼女をグループ内の別の病院にそれぞれ入院させる対応をとりました.

夫の支えもあり, 平静を取り戻した女性は食事を摂るようになり元気になりましたが, 母親に対する嫌悪感が消えることはありませんでした. 母親の癌が進行し亡くなっても彼女は涙を流せない自分を責めながらも母親への嫌悪感をもち続けたそうです.

こんな事例はレアなのかと私は思ったのですが, 実は他の医療機関でも類似した事例があることを知りました. どうやら, このような事例は増加傾向にあるのかもしれません. もちろん, 個々の事例の根底的な問題はそれぞれ異なるのでしょうが, 子どもの心の問題にかかわる医師は, 今後はこのような親子関係の問題にも対応する必要があるのではないか, と感じる次第です.

参考文献

1) 八王子言語聴覚士ネットワーク やさしいコミュニケーション障害. 東京: 三輪書店; 2016.
（言語聴覚士によるわかりやすいコミュニケーション障害の基本的解説書）

2) 田中康雄. 生活障害として診る発達障害臨床. 東京: 中山書店; 2016.
（神経発達障害を生活障害として支援することに主眼を置いた実践書）

3) 齊藤万比古編集. 注意欠如・多動症— ADHD —の診断・治療ガイドライン第 4 版. 東京: じほう; 2016.
（主として 18 歳以下の ADHD 患児に対応する医師のための手引書）

4) 中井昭夫. 協調からみた神経発達障害. 日児誌. 2017; 121: 817-25.
（発達性協調運動障害に関する小児科医による小児科医のための総説）

5) 杉山登志郎. 子ども虐待という第四の発達障害. 東京: 学習研究社; 2007.
（虐待を受けた子どもに関連した ADHD 様症状について詳しく解説している）

6) 宮原資英. 発達性協調運動障害：親と専門家のためのガイド. 東京: スペクトラム出版; 2017.
（発達性協調運動障害に関するわかりやすい入門のための解説書）

7) 辛島千恵子, ほか. イラストでわかる発達障害の作業療法. 東京: 医歯薬出版; 2016.
（作業療法士の学生がどのように発達障害の作業療法を学ぶのかが理解できる）

8) 宮尾益知, ほか. 発達障害のリハビリテーション：多職種アプローチの実際. 東京: 医学書院; 2017.
（様々なセラピストによるリハビリテーションをわかりやすく解説している）

9) 秋山千枝子, ほか. 育てにくさの理解と支援 健やか親子 21（第 2 次）の重点課題にむけて. 東京: 診断と治療社; 2017.
（神経発達障害を含め, 子育ての難しさへの支援のための実用的なアドバイスや観察ポイントなどの解説が詳しい）

10) 橋本 浩. 医療従事者のための臨床小児栄養学入門. 東京: 中外医学社; 2017.
（すべての医療従事者を対象にした最新情報を含む臨床小児栄養学のコンパクト本）

11) 杉山登志郎. 発達障害の薬物療法 ASD・ADHD・複雑性 PTSD への少量処方. 東京: 岩崎学術出版社; 2015.
（発達障害やトラウマを見落とさないための診断と治療についてまとめるとともに, 少量処方の効果を認めた症例を紹介している専門書）

12) 内山 真, ほか. 睡眠障害の対応と治療ガイドライン. 第 2 版. 東京: じほう; 2012.
（小児から高齢者までの睡眠障害に関する診療の基本となる解説書）

13) 三島和夫. 睡眠薬の適正使用・休薬ガイドライン. 東京: じほう; 2014.
（様々なケースに対する睡眠薬の使い方に関するわかりやすい解説書）

Part 3 応用・発展編

ライフサイクルと支援

　子どもは日々成長・発達します．神経発達障害がある子どもも定型発達をしている子どもとは異なるものの，それぞれ特性のある成長・発達を遂げていること，そしてそれぞれの月齢・年齢に応じたライフ・イベントを経験し，各自の発達の特性に関係する生活上の困難さに家族と共に直面します．

　したがって，それぞれの子どもとその家族に対する支援は，子どものライフサイクルや家族のライフサイクルに応じた臨機応変さを含んだものでなければ，効果を発揮することはできない場面が少なからず出てくることになります．

　ここでは，このことを踏まえて小児の年齢をライフサイクルに合わせて分類し，それぞれに応じた支援のあり方について考えるところを記載したいと思います．

1　未就学児への支援

　未就学児が自ら進んで医療機関を訪れることは当然ながらあり得ません．この時期，子ども達が医療機関を訪れる理由は親にあります．
　①子どもの発達や成長に関して不安を抱いている
　②子どもが示す言動への対応に困り，途方に暮れている
　③子育てや子どもに対する考え方，感情ないし思いを整理でき

ない

④子育てを通じて親としての自分に自信がもてない

⑤もしかして子どもに何か問題があるのではないかという不安
がある

などの親側の理由が主な受診理由としてあげられます.

過去において子どもの言動が「親の躾のせい」「子どもに対する親の態度やかかわり方のせい」という親自身の自己否定的な感情が強い場合には，子どもの発達や成長に関する問題に他人に触れられたくない，介入されたくないという思いが生じて受診しない理由になることもある，ということを知っておく必要があります．こういう親の場合には，乳幼児健診などで親に対する適切な心理カウンセリングを加味した支援を通して受診を促す努力を支援の第一歩として進めていく必要があると考えられます.

このような親を支援する場合，親が「誰も自分の辛さ，大変さをわかってくれない」という思いを抱いていることが少なくなく，母親にその傾向が強い例が少なくありません．ですから，支援に際しては傾聴を主体として親としての心情を理解しようとする姿勢を示してあげることも有用な支援の一つであると考えられます.

幼稚園や保育所を利用している児の場合，それらの施設における幼稚園教諭や保育士などとの連携が医師やそれらの関係者と母親などの養育者との信頼関係の強化につながることを念頭に置いて，積極的な連携を図ることも必要になります．これらの教育関係者と医療機関との信頼関係の構築に努めながら，子どもを取り巻く人々がみんなで手を携えて支援しようとしていることを，子どもとその養育者が感じてくれる環境を構築することが支援を行うに際してもっとも大切なことだと考えられます.

つまり，養育者・母親がいつでも相談しやすい状況を整え，教

育関係者と医療者が問題を共有し対策を実行できる下地を構築することが大切です.

ADHDだけではなくASDやその他の神経発達障害の場合も基本的に考えておく必要があるのは，親子の絆を確立できるように愛着形成の時期を捉え，その実現が可能な環境を整備することです．定常発達の子どもも含め，すべての子どもに各自に相応しい個別の保育があるという認識を教育者と医療者が共有し，それぞれの子どもの問題行動を分析して問題行動を起こしにくい環境を整える必要があります.

そのためには，まず親自身が育った環境や親の心理状態に配慮すること，さらに子どもの緊張をほぐすこと，子どもを迎え入れようとする姿勢を示すこと，おもちゃや絵本などを活用して医療機関が子どもにとって苦痛だけの場所ではないことを示す努力をすることも大切です．そして，診察室での親子の様子を丁寧に観察する必要があります.

養育者，特に母親から子どもに関する具体的な相談，例えば「夜泣きがひどく，どう対応すればいいか」などの話が出れば，それが支援や介入を始める最も適したタイミングとなります.「お母さんから，具体的な相談をしてもらえることを待っていました」と積極的に相談に乗ろうとする姿勢を言葉とともに示し，母親に対する共感を示すことで，母親の安心感や満足感，信頼感を得ることは極めて大切です.

ただし，様々な子どもが現実の世界に一緒に住んでいるという事実を子どもの頃から互いに認識することは，成長してから互いを尊重し合うために必要なことです．ですから，環境を整えるという名目で子ども達を完全に分断させることは控えなければなりません．"自分たちみんなと違う者は悪い"という事実誤認をさ

せないためにも，世界には異質な人々が一緒にいるのが自然な姿であることを教えることも大切なのです.

　治療や介入，支援にあたっては，養育者・親も子どもと同じ素因を有する可能性を考慮に入れつつ，養育者・親の思いや悩みを傾聴し，その思い込みや誤った情報による悩み，あるいは不安に対する支援を行うことは，子どもに対する適切な生育環境や学習環境を整える上でとても重要です．ソーシャル・スキル・トレーニングをはじめとする子どもに対する様々な介入は，それぞれの子どもが理解できる言葉や絵情報などを適切に活用して実施することが大切です．また，多くの神経発達障害は小児期から成人期に至る長い期間にわたる支援や治療，介入が必要であることを医療者から家族に理解させることも大切です．進学に際しては学校選択を支援することも必要であり，就業支援も必要になるのです.

　子ども達の養育者に対して行うペアレントトレーニングの主眼は，行動心理学の理論に基づく心理社会的治療法で，良いにつけ悪いにつけ親やおとなの注目を集める行動を繰り返すことが多いという子どもの注目獲得行動を好む心理学的特性を利用して「社会的に好ましい行動」を褒め，「社会的に好ましくない行動」は徹底的かつ冷静・中立的に無視するという方法を鉄則として実践し行動の改善を図っていく治療法です．療育者に対して実践的な方法を主体に指導することが大切であり，感情論を廃することが必要ですが，その前提として養育者と治療者が信頼関係に基づいた良好な治療同盟を結ぶことが必要です.

　厚生労働省による神経発達障害に対する支援体制は，自治体単位での保健センターによる健診と気になる子ども達のフォローアップ，親子教室などの啓蒙活動を通した問題がある子どもの見

106　　　　　　　　　　　　　　　　　　　　　　　JCOPY 498-32808

Part 3 応用・発展編

守りやピックアップ，相談がまずあげられます．保育園や幼稚園で行動上の問題を指摘された子どもの親が医療機関での専門的な診療を躊躇する場合，かかりつけ医を受診して相談させるほか，保健センターの母子保健部門への相談を促すことも有用なことがしばしばあります．また，児童相談所も有用で，地域の保健センターや医療機関が児童相談所とともに相互に連携し，未就学児を地域で見守る体制を整えていくことが望まれます．また，より大きな地域ごとに設置されている発達障害者支援センターや盲学校・聾学校あるいは養護学校などの特別支援学校も乳幼児期の子どもや保護者を対象とした教育相談が行われるなど，子どもを地域につなげて支援していく手段がいろいろとあります．

平成 24 年 4 月からは，児童福祉法が新しくなっており，福祉型児童発達支援センターや児童発達支援事業所も整備されています．また，地域の機関病院として公的なリハビリテーションセンターや民間医療機関の神経発達障害外来などにおける発達支援を医療連携や地域連携を通して活用することも可能です．

2 教育現場との連携と特別支援教育（就学児への支援）

学校での問題行動を理由に学校側が神経発達障害を疑って受診を勧めても，家族が受診に抵抗する場合には，なかなか受診行動にはつながりません．実際には，未就学児の家族も含めて「神経発達障害のレッテルを貼られると子どもの将来や履歴書に傷がつくのではないか」「神経発達障害という特別扱いをされて差別を受けるのではないか」などの心配をして受診を拒否したり，受診を躊躇したりする家族は少なくありません．

この点は，行政や医療機関，教育関係機関を含めて社会的な啓蒙活動を進めていく必要がある大きな課題だと思われますが，まだまだその取り組みは本格化しているようには思えないのが現状なのかもしれません．

JCOPY 498-32808

107

就学後に目立つようになることが多い問題として，授業中の離席や多動がまずあげられます．しかし，これらの行動だけでADHDの疑いがあると決めつけるのではなく，他の児童との授業中のやり取りなど人間関係も吟味する必要があります．実際のところ，多動を誘発させた他の児童に神経発達障害があった事例も少なくありません．

　興味がない，興味がもてない授業で離席してしまう場合は，それを一概に問題行動と看過してしまうことはしてはならず，他の児童の反応も確認しながら授業の実施方法を工夫するなどの対応も教師には求められるべきです．

　そのほかに，教師の質問が終わるまでに答えを言ってしまう衝動性，授業中に同級生に悪戯をしてしまう衝動性，忘れ物が多いなどの不注意，同級生など他の児童とのトラブルや他傷行為などが目立ちやすい問題としてしばしばあげられています．また，いじめ，姿勢が悪い，運動が下手である，字が汚い，会話ができない，場面によって緘黙になることがある，給食を食べないなども問題になりやすい事柄です．

　これらの気になる症状と思えることを教師や養護教諭あるいは学校医などの医療関係者が知った場合にまず大切なことは，そのような状況が発生する理由が何か，周囲の子ども達との関連性はどうか，他の場面や状況ではどうなのか，を吟味することです．

　就学前には気づかれなかった，あるいはなかった特徴的な症状が急に出てきた場合には，学校から積極的に養育者に働きかけ，受診を促す必要があります．もちろん，急激ではなくても持続的に特徴的な行動が生じて問題となる時も学校から養育者に知らせる必要があります．養育者が学校に相談してくる場合も，教師や養護教諭，学校医がきちんと対応し，適切な時期に医療機関への受診を勧める必要があるのはもちろんです．

Part 3 応用・発展編

　家族が受診しない場合，学校医やスクールカウンセラーと教師達が相談して児童・生徒に対して神経発達障害の存在を前提とした対応を行うことは，倫理的にも法律的にも問題はありません．学校医は，学校保健に参画するに際して，そのことを明確に示し，学校における取り組みを促進する指導力を発揮できるように研鑽すべきだと思います．

　病院で本人を診察するだけで診断ができる症例は少なく，多くは学校や家庭における様々な情報を総合的な視野で検討する必要があります．しかし，それに先立って，子ども自身としっかりと話をして，どうしてその子どもが医療機関に連れてこられたのかを本人の自尊感情や不安な気持ちを推察しつつわかりやすく説明する必要があります．もちろん，本人が他人に触れられたくない事柄がある可能性に配慮しなくてはなりません．

　神経発達障害の診断は，「一般的な身体疾患」の診断とは異質のものであることを説明しなければなりません．つまり，神経発達障害の診断は血液検査の正常値のように数値化された診断基準によるものではなく，環境に対する適応行動の状況，環境や状況に対する行動の特性や必要な配慮などの質的要素から総合的に行動特性に主眼を置いて診断する疾患です．そのことを正しく理解させないと「神経発達障害は病気ではなく障害だ」などという正確性を欠いた主張をする家族・養育者が出てきます．神経発達障害に対する支援は，生活障害として行動特性を把握して介入や治療（いわゆる治療的介入）あるいは支援を行うべきものではありますが，その原因は神経発達症という疾患であることに間違いはありません．それゆえに，この疾患は，癌や白血病と同じく差別の対象とはならない疾患であることも合わせて明確な形で説明する必要があります．

JCOPY 498-32808

109

また，健康保険医療制度における患児とその家族の権利やプライバシーの保護が保障されることも家族（養育者や親）や本人にもしっかりと伝えるべきであり，教育関係者にもきちんと理解させなくてはなりません．これらのことは，未就学児も含めてすべての年齢の患児とその家族に対しても同じですが，家族が心配する可能性は就学児の方が高いものと思われます．

　高学年以降になると神経発達障害に二次的に合併する外在化障害と内在化障害が認められる症例が増えてきます．これらを二次障害といいます．

　外在化障害の代表的なものは ADHD に合併しやすい反挑戦性障害とその増悪したものでもあると理解できる素行障害がよく知られています．これは神経発達障害による特性に対する不適切な対応が誘因になって行動特性が過剰になったものがほとんどですが，中には偶然の併存症であることも皆無ではなく，専門的な鑑別診断を要することもあります．

　内在化障害には不安障害・パニック障害，抑うつなどの気分障害・うつ病，強迫性障害，解離性障害などが知られています．

　さらに，心理状態を原因として身体症状を引き起こす心身症（心因性の気管支喘息やアトピー性皮膚炎など）や心因性弱視，心因性難聴などの転換性障害あるいはチックなどの心因反応などの身体表現性障害が起きることも知られています．

　内在化障害と身体表現性障害は神経発達障害の症状とは無関係な症状を示すことが多いようです．不登校や引きこもりも二次障害の場合が少なくありません．

　しかしながら，どの二次障害にもそれぞれ意味があり，その意味が何かを分析・理解することが解決への糸口を解く手段になります．

　ペアレントトレーニングは，就学児の養育者（親）を対象にし

Part 3 応用・発展編

た場合も有用です．また，神経発達障害のある子どもを育てた経験がある親として先輩の立場になって相談役を引き受けてくれる人をペアレントメンターとよび，これらのメンターは経験や知識を活用して相談だけに留まらず，地域の様々な機関（医療機関，行政，教育機関など）と後輩となる養育者（親）との連携役を務める役割を果たし，家族支援に有効であることが鳥取県自閉症協会などによって示され，ホームページ（http://p-ment.main.jp/parentmentor）で情報公開されています．

問題のある子ども達に対する学校におけるアセスメントは文部科学省による特別支援教育のためのガイドラインに準拠した校内委員会の活用や専門性をもつ教育委員会の担当者による巡回相談などの仕組みを活用することが必要です．就学前から神経発達障害の存在が判明している子どもの場合，学校関係者はその子どもを特別視して身構えるのではなく，いかに効果的に教育制度を利用して適切な対応にあたるかに主眼をおいて職務を遂行するよう心がけなければなりません．養護教諭や学校医は，それを促進する役割を果たす必要があります．

利用できる教育制度としては，特別支援教育のほかに通級指導教室があります．その対象は，言語障害，ASD，情緒障害，ADHD，学習障害，弱視，難聴ですが，肢体不自由や病弱・身体虚弱児も対象とされることが多いようです．

神経発達障害にはいろいろな専門家がおり，それぞれの子どもの状況によって様々な連携を模索する必要も出てきます．例えば，不適切な養育環境を是正できない家族などに対する支援が必要な場合には，要保護児童対策地域協議会との連携が有効です．

3 思春期・青年期の支援のために

　ここでは思春期支援をするために必要な思春期における問題点を解説します．

　小学校高学年以降になると，子ども達は成人と差がないほど「本音」と「建前」を使い分けるように社会的に発達します．建前としておとな受けがよい正論を表明しますが，本音は違います．「自分たちと違う者は，悪い，受け入れられない，規格外は排除すべき」というおとなの社会の現実，今の日本の教育を反映した本音を多くの子ども達はもっています．したがって，神経発達障害のある子どもの特性を自分たち定型発達の子どもにとって受け入れられない異質なものとして受け止めます．

　神経発達障害のある子ども達は，おとな受けする「正論」や「建前」は理解できませんし，ましてや「空気を読む」ことはできません．神経発達障害の子ども達に空気を読むことを強要する定型発達の子ども達には，神経発達障害のあるこどもの特性が理解できないだけではなく，存在すら許せないものとなってしまいます．

　そのため，神経発達障害がある子どもは，子ども同士の本音のコミュニケーションにはなかなか馴染めないばかりか，無視されたり，いやがらせや暴力行為を受けたりするなど，いわゆる「いじめ」の被害者になってしまうことが少なくありません．

　ADHD がある子どもは，小さいうちは衝動性による暴力行為やかんしゃくなどによって周囲の子どもをいじめる結果になってしまう場合もありますが，学年が進むにつれて衝動性が軽減してくるのと同時に周囲からの批判を集中して浴びるようになり，疎外感や自尊心の喪失を体験することが多くなり，次第に抑うつ的で無気力，自信喪失に陥ることがしばしばあります．

Part 3 応用・発展編

　知覚過敏によるイライラ，本音と建前の使い分けを許せないという正義感による苛立ちなどによって精神疲労を募らせる例も少なくなく，反抗挑戦性障害を示すようになったり，抑うつ状態になったり，様々な二次障害を起こすことにつながり得ます.

　これらのことが積み重なって自己肯定感が低くなり，不登校や引きこもりに陥る子どもが少なくありません．現実の自分を肯定できないためにネット依存症に陥る子どもも多くいます．直接対話よりも文字で自分の考え方を表現したり，他人の言葉を理解したりするのが得意な子どもの場合，ネット依存に陥るリスクは高くなります.

　心理状態に悪影響を与えた過去の精神的な苦痛，あるいは，精神的な苦痛を伴う身体的苦痛の記憶をトラウマといい，その記憶を何らかの些細なことをきっかけに突然想起してしまうために激しい興奮を示したり暴れたりするパニック状態を示す子どもがいます．このような現象をフラッシュバックとよんでいます．神経発達障害がある子どもはフラッシュバックを起こしやすいことが知られています.

　神経発達障害がある子どもは，思春期や青年期になっても異性に興味がもてないこともあるほか，興味があってもそれを適切に表現することやコミュニケーションをとることができないことも多々あります.

　異性に関心があっても，神経発達障害の特性によって学校での異性とのかかわりがもてない状況に陥っている場合もあります．このような場合には，性的関心が異性に関連する物に対するフェティシズムに変容することや性非行として現れることがあります．女性のハイヒールや下着を盗んで集めることもあれば，援助交際という売春をすることもあり得ます．こうした症例では，興

JCOPY 498-32808

113

味の対象が限局的であり，虐待やいじめ，過剰な叱責などの被害
体験が必ずあり，内省を促す指導はまったく効果がないことが知
られています．このような症例に対しては「駄目なものは駄目」
という社会生活上でのルールとして教える以外に効果がないこと
が指摘されています．

4 おとなの神経発達障害

　神経発達障害で成人期に問題になるものは，主に自閉スペクト
ラム症（ASD）と注意欠如・多動症（ADHD）であるとされて
います．特に，知的障害を伴わない場合，これらの神経発達障害
の存在は成人になって初めて気づかれる場合があり，両者の併存
も少なくないことが知られています．

　発達障害者支援法の成立・施行もあって，近年では成人発達障
害外来やそれに対応したデイケアを開設する医療機関も次第に増
えてはいますが，まだまだ数は不足しているようです．実際の受
診者は，20 〜 30 代の若年成人が多く，高学歴の患者が多いと
いう報告もあります．ADHD 患者の受診数が多いという報告も
少なくないようです．

　成人期の神経発達障害に対する診療における要点は，神経発達
障害の基本特性を聞き取りによって把握すること，発達歴を確認
し，抑うつとその関連症状などの精神症状の有無とその内容を確
認すること，対人関係や社会参加に関連する経験とその内容を聞
き取ること，自己評価・自尊感情とその関連する対象となる人や
出来事との関連性の確認，自己理解と自身の特性に対する問題認
識の内容の把握，患者やその家族のもつ不安や希望の聞き取り，
家族関係や家族機能の在り様など社会的状況の把握をすることだ
と考えられます．

①おとなの ASD と ADHD の関係

　成人の自閉スペクトラム症（ASD）では，知的障害が少なく，

Part 3 応用・発展編

むしろ高学歴の患者が多く，しばしば注意欠如・多動症（ADHD）の不注意症状による他人とのコミュニケーション障害との鑑別が困難なことが多く，ADHD が ASD と診断される傾向が目立つことが指摘されています．ASD では社会的状況は理解できずに適切な行動や発言が本質的にできません．この特性のために ASD 患者は時間厳守する人が多い傾向があります．ADHD 患者は，ついうっかりと時間を守らないことがしばしばあります．

ADHD では社会的状況は本質的には理解できているため，自分の言動に対して後悔し自尊感情を低くしてしまうことが多いことが知られています．そのため，自分が ADHD ではないかと心配して受診する成人も少なくないようです．自尊感情が低い原因を他人とのコミュニケーションが苦手であることであると認識する患者の場合，それを主訴に受診することになり，"コミュニケーションが苦手＝ ASD" という単純な図式で考えてしまうと誤診になってしまうわけです．

忘れ物もどちらの患者にも多く認められる症状ですが，ASD の患者は「何を忘れてはいけないのか，本質的にわからない」のに対し，ADHD の患者は「何を忘れてはいけないかをちゃんと理解しているのに，ついつい忘れてしまう」という特性があります．ADHD では過眠症やサーカディアンリズムの異常による昼間の眠気や生活リズムの乱れが多い傾向もありますが，これは ASD にもみられるので決め手にはなりませんが，参考にはなるとの指摘があります．実際，ADHD の患者は不眠症と診断されている場合も少なくなく，睡眠障害という診断を受けている患者が ADHD の患者であったという事例も少なくないという考え方もあり，睡眠障害と ADHD の関係を念頭に置くことは重要だといわれています．小児の ADHD の患者の 25 ～ 50%，成人の ADHD の患者の 50%以上に睡眠障害が問題になる例があるとい

う報告もあります.

ASD の本質は他人のもつ志向性, つまり, 考え方・意図・命じている内容などを理解することができない, あるいは, それが困難であることである, という指摘もあります. また, ASD の患者には, 目の前にあることがすべてであって, そこにないものを想像できないという「想像力の障害」があります.

ASD と ADHD の併存率は 30 〜 50％程度と報告されており, 鑑別の意味があるかどうかは, 個々の症例の支援過程におけるアセスメントの結果で変化する可能性もあります. つまり, 生活上での困難さの改善を目指した支援を行う場合, 何がその困難さの原因になっているかという視点で評価をしますから, 診断名よりも実際の特性の理解が支援の鍵となることがしばしばあるのです.

一般的には ASD 単独症例は社交性が乏しいために結婚前に気づかれる傾向があり, 男女とも独身が多く, ASD と ADHD の併存例では社交性があるために, 結婚後に妻に特性に気づかれて受診する男性が多い傾向があると指摘する向きがあります.

成人の軽症 ASD では, 日常生活に適応できている場合, 受診はしません. 多くの場合, 抑うつなどの二次障害や不眠などの合併症が出現して受診する例が多い傾向があります. 妻に神経発達障害の特性を指摘されて受診する男性に ASD が多い傾向があるという指摘もあります.

近年は, 職場での人間関係に悩んだ結果として受診する人以外に, 神経発達障害である可能性を産業医に指摘されて受診する成人も増えているようです.

116

Part 3 応用・発展編

②おとなの ADHD は増えているのか？

　アメリカ合衆国では，成人の ADHD の有病率は 3.2 ～ 4.4％ という数字が 2006 年に報告されています．日本では 1.65％ という推定値を報告する論文（中村和彦ほか，精神科治療学. 2013；28：155-62）が公開されました．

　小児期に多動・衝動性が目立つ場合には発見が容易であると考えられますが，不注意が有意な場合には周囲に気づかれることが少なく個人の性質として扱われることが多いのではないかと推測されています．また，多くの症例では既述しているように成長とともに多動性・衝動性が自然と軽快していくことが多く，不注意に関する症状は残存する傾向があることが多いと考えられています．

　ADHD がある成人では，その特性である不注意さ，および，それに起因する苦悩や自尊感情の低さからくるネガティブな姿勢を理由に，職業上での困難に直面することが多く，業務遂行の困難さ，経済的ストレスが強く，治療的介入をしてもこれらの改善は困難なことが多いとされています．

　しかし，これらの患者の特性として肥満の防止教育や自動車運転に対する安全教育の効果は高いというポジティブな面も報告されています．

　生涯持続する ADHD の症状（特性）と生活の困難さという障害の間には累積効果があり，それが職業的・経済的な支障に反映するという考え方が主流になっています．

　DSM-5 では，17 歳以上の患者における ADHD の特性である症状が具体的に紹介されており，それらのうち少なくとも 5 つ以上が半年以上持続していれば ADHD と診断されます．この診断基準により，米国においても子どもの頃はやんちゃな子どもだと思われていた人が成人になって初めて ADHD であると診断さ

れる例が増えているようです.

このことに対して,「成人例が多いことは認める一方で,過剰診断があるのではないか」という懸念も指摘されています.他方,「成人では個人に求められる社会的スキルが子どもの場合よりもハイレベルであり,それを原因として気づかれないほど軽症だった子どもが成人になって症状を把握されるようになる例が多いために成人例が増えているのではないか」という見解を示す専門家もいます.

成人の ADHD は,ASD などの併存症の有無を評価しなければ適切な支援を行うことは不可能であると考えられています.また,環境要因や二次障害の影響を考慮する必要もあります.

就労支援への取り組み

現時点では,神経発達障害者には発達障害者手帳は交付されていません.2011 年の障害者基本法の改正に伴って精神障害者保健福祉手帳を取得している人が増えているという報告もあり,地域障害者職業センターを通じて就業している例が増えているようです.

現在の就労支援制度では,医療機関や職業教育センターなどで神経発達障害であるという診断を受けた証明書があると,若年コミュニケーション能力要支援者就業プログラムによる支援をハローワークの専門職員から受けることが可能です.ハローワークは,地域障害者職業センターとも連携して対応にあたっています.

神経発達障害者を雇用した事業主に対する発達障害者・難治性疾患患者雇用開発助成金制度もあります.

神経発達障害者を対象とした職業訓練として「知識・技能習得

訓練コース」や「実践能力習得訓練コース」があり，後者は訓練を受けた企業でそのまま就職することを目標にしています．

そのほか，神経発達障害者の就労支援育成事業により，就労支援関係者講習や体験交流会，体験型啓発周知事業など障害者雇用を拡大しようとする事業も行われています．

医師はこれらの制度の骨格を知り，患者とその家族に対する助言を行うべきです．地域障害者職業センターやハローワークの専門担当者あるいは発達障害者支援センターはすべての神経発達障害をもつ人々に門戸が開放されており，地域の健康管理センターや市町村の福祉関係部門とともに医療機関も平素から連携できる体制を整えておく必要があります．

神経発達障害をもつ児の入院管理

身体疾患によって体調が悪いことを自覚している場合，治療や検査のための処置に対する恐怖感や不安感が昂じてしまう小児は，神経発達障害の有無にかかわらず少なくありません．その上，神経発達障害をもつ小児の診療は外来でも入院でも，それぞれの神経発達障害の個別的な特性による様々な困難を生じることがあります．

例えば，特定の行動をしてからでないと診察を拒否する，特定の診察手順でなければ興奮する，あるいは楽しい気分を自制できずに多動を示すなど，診察や検査，治療を受ける妨げになる事象がしばしば観察されます（後掲の p.121 の表 8 を参照のこと）．

入院に際しては，普段は見慣れない環境下に置かれることで小児の不安や恐怖心は高まりますから，日常生活では観察されなかった行動を示すこともあり，それを契機に神経発達障害を疑われる例もあります．この場合，小児科医をはじめとする医療従事

者の対応によって神経発達障害の予後に大きな影響を受けることが少なくないとされていますから，十分な予備知識と対応のための準備が必要になります．対応には，看護師や心理職あるいは作業療法士やソーシャルワーカー（MSW）など多職種との連携が必要です．

　入院生活そのものがストレスになるばかりか，検査や治療のための処置が一般の小児よりも比較にならないほど心理的な苦痛あるいは精神的な苦痛として受け止めてしまう神経発達障害をもつ小児は少なくありません．また，愛着障害も入院を契機に診断されることがあり，神経発達障害と相互に合併しやすいことも知られていますから，小児の言動への養育者の対応の仕方，育児や躾の態度あるいは仕方，小児と養育者との愛着行動についても注意深く観察する必要があります．
　また，他の小児とは明らかに違う行動様式を示すため，それによって周囲の人々から「問題行動」あるいは「迷惑行為」と受け止められ，「手のかかる困った子」という印象をもたれることで，小児自身や養育者が劣等感をもってしまうこともあります．
　特に，養育者は親族や周囲の様々な人々に子育てや躾の失敗者のように扱われるという体験をしていることが少なくなく，親としての自信を失い，社会から孤立したような感覚を抱いていることもあります．

　ですから，まずは養育者の親としての苦労をねぎらい，共感をもって親の困り感，日常生活や育児での大変さや心配なことを傾聴し，それに沿った問診や病状の説明をしていくことが養育者の疾患受容や小児や養育者への効果的な支援を行っていく糸口になることを知っておく必要があると考えます．

　対応にあたっては，それぞれの患児が示す問題を医師だけでは

Part 3 応用・発展編

なく，最も頻繁に患児とかかわる看護師も理解することが不可欠です．病棟専任の心理職を確保することは現在の日本の医療制度では困難であり，医師を中心に栄養士，薬剤師，作業療法士や心理職が連携して対応する必要があります．対応方法は画一的なマニュアルを作って行うことは事実上不可能であり，一人一人の患児に合わせたオーダーメイドの対応を考えていく必要があります．

表8 予期される入院診療での代表的な問題

場面	問題の概要
診察	・身体計測でじっとできない，血圧測定に興奮して暴れる ・診察を拒否する，診察の手順にこだわりを示す ・眼や鼻，口腔内の診察を極端に怖がったり，暴れたりする
検査	・検査室の狭い空間，大きな音や聴きなれない音などを怖がる ・撮影台が動くと興奮したり，怖がったりする ・採血や鼻汁や咽頭ぬぐい液の採取を極端に拒否する ・点滴の静脈針固定テープや心電図の電極などの装着を嫌がる ・超音波検査のゲルを極端に嫌がる ・鎮静剤の効果がうまく出ないことがある
治療	・安静が保てない ・点滴ルートや経管栄養チューブなどの自己抜去を繰り返す ・点眼などの眼科処置，点鼻など耳鼻科処置，歯科処置を極端に嫌がる ・服薬を極端に嫌がり，興奮する
病棟生活	・安静や静粛が保てず，常同行動や奇行がある ・病棟内の音や匂いに馴染めずに興奮する ・シーツや病衣に馴染めずにベッドを嫌がったり，不眠になったり，脱衣したりして，夜間不眠・昼夜逆転が起こることもある ・夜驚症や養育者からの分離不安が極端に強いことがある ・他の患者のベッドや病室に行ってしまうことがある ・同年齢の他児に較べ，指示や説明を理解できない，あるいは忘れる ・極端な偏食があり，病院食を拒否する

神経発達障害のある子ども達に対して，わかりやすいカードを示して視覚的な理解を促進することで安心感を与えることが可能であることは少なくありません．しかし，視覚情報に対して特異な反応を示す子どもや特異的視覚異常をもつ児もいますから，個々の患児に関する様々な情報を正確に把握しておきたいものです．

　変化に対応することが苦手な場合，決まった時間に決まった場所で診察を受けることに固執する患児もいます．それは，固執することで安心が得られるからではないかと考えられます．また，固執することで自分の要求が他者に受け入れられると，達成感を得る患児もいると思われます．

　診察の際にも，拒否されない距離感をさぐりながら患児と接すること，患児の方から接触してくるのを待つことなど，工夫が必要な場合が少なくありません．恐怖心を一度感じてしまうと，それを払拭することはかなり困難なことが多いようです．逆に，親しみを感じてくれると患児の方から医師に近づいてきてくれる例も少なくありません．

　検査や処置には，医療者が冷静に患児の理解力に合わせた表現を使って，ゆっくりと時間をかけて抑揚のある優しい口調と表情で説明することが効果的なことが少なくないようです．

　与薬については，子どもの好きな味を付け加えることが効果的ですが，お味噌や紫蘇など一般的には子ども向きとは考えられないような味を好む患児もいます．

　様々な感覚の特異性があることを受け入れ，一歩一歩目標に近づこうという気持ちで子どもとその養育者に寄り添い，できなかったことができるようになったことは，それが些細なことであっても共に喜び合うことが，患児とその養育者への対応の基本姿勢であると多くの専門家が考えているところです．

Part 3 応用・発展編

　退院支援は，高齢者の在宅生活への復帰支援と同様に，実際の家庭生活のシミュレーションを行い，試験外出や試験外泊を重ねてしっかりと退院準備を行うことが必要であり，入院中の支援情報を院外の関係者にも地域連携室の MSW を通すなどして共有しておくことが，退院後の支援にとって有用です．

Column

未来の神経発達障害治療は，栄養療法が中心に？

　本書でも記載しているように，ADHD に対する治療薬は，既に複数の医薬品が承認を受けて発売されており，さらに開発中の医薬品も複数あることが知られています．

　ASD に対する治療薬として，遺伝的な多様性による効果の個人差があると想定されるものの，オキシトシンが期待されています．しかし，その作用機序や安全性に関する検討は未だ十分には行われておらず，ASD の治療候補剤に過ぎないというのが現状のようです．

　他の神経発達障害についての治療薬の研究開発は，まだまだこれからのようです．

　既存の様々な向精神薬も従来よりも少ない量で有効性が認められるのは事実ですが，それでもどの症例に対しても有効で安全な治療ができる簡便な方法は未だに確立していません．

　子どものできることを褒め，子どもに対して適切な対応ができる親を育成するペアレントトレーニング（ペアレント・プログラム）をはじめとする親子関係をよりよくするための保護者支援あるいは認知心理学を応用した行動療法などを基本とした治療が重要であることは変わりはないと考えられます．

　また，栄養面に関しては，鉄は神経伝達物質のドーパミン，ノルアドレナリン，セロトニンを作る酵素の補酵素として働いており，これらの神経伝達物質の作用に問題がある疾患として，うつ病やパニック障害あるいは ADHD があることが知られています．

マグネシウムも同様に補酵素としてイライラを抑制する方向に作用することが知られており，鉄とマグネシウムの欠乏は，シナプスにおける神経伝達物質の作用を阻害し，集中力の欠如やイライラ，無気力，パニック症状，神経過敏，学習障害などを引き起こしたり，悪化させたりする可能性が指摘されています．

　亜鉛欠乏は味覚障害や末梢神経障害の原因にもなることが知られており，ASD の知覚過敏に関係している可能性は否定されていません．

　2004 年にフランスにおいて ADHD の小児は鉄の欠乏の指標となる血清フェリチン値が正常児に較べて有意に低値を示し，ADHD の子どもたちが鉄欠乏の状態にあり（Arch Pediatr Adolesc Med. 2004; 158:113-5），その補給が ADHD の治療の第一選択になる可能性が示唆されました．

　2013 年には，小児期や思春期に鉄欠乏性貧血と ADHD を含めた神経発達障害および精神障害との親和性の高いことが Chen MH らによって報告（BMC Psychiatry. 2013; 13: 161）されています．

　遺伝性ヘモクロマトーシスという先天的な鉄代謝異常症があると鉄の過剰症が起こりやすいことが知られていますが，この疾患がない人では鉄分の経口摂取で鉄分の過剰摂取が生じないことは WHO も認めている事実です．

　このことも含め，欧米では市販の小麦粉に鉄分をはじめとするミネラルを添加することが推奨されています．

　また，マグネシウムや亜鉛などの欠乏も ADHD や ASD，その他の神経発達障害に関与している可能性が否定できないと考えられますが，まだ十分なエビデンスはないようです．

　現時点でも，発達障害の治療として食事療法が有効であったことを表明している医師は日本にもいます．中には信憑性が高いとは言えない一般向け図書も確かにありますが，私が信頼している医師の中にも食事療法の有用性を唱えている人々がいます．

　吸収のよいヘム鉄を多く含んだ高たんぱく質の動物性食品や亜鉛，マグネシウムそのほかのミネラルや非ヘム鉄の吸収を促進するビタミン C など各種ビタミンを含み，ミネラルやビタミンの吸収を阻害することがある糖質を少なくした食事が有効である可能性が高いのではないかと私

Part 3 応用・発展編

も考えています.

　乳児に鉄欠乏性貧血の治療を行うとおむつ皮膚炎や乳児湿疹が改善することがあり，亜鉛欠乏の治療を平行して行うとより早く改善することもあり，発達の遅れも改善することがあります．私自身も鉄欠乏と亜鉛欠乏の両方を同時に治療して症状が完全に消失したADHDの症例を経験し，とても不思議なことだと思ったことがあります.

　ここでいう糖質の少ない食事とは，極端な糖質制限食ではなく，通常よりも15〜20%程度糖質を減らした低糖質食のことです．極端に糖質を制限する必要はないのですが，糖質制限食という表現に抵抗を示す人々のなかには50%以上の極端な制限をするのだろうという誤解をされていることが少なくないようです.

　ちなみに，日本の子ども達の血清フェリチン値の正常値は実際よりも低く見積もられている可能性があります．欧米では血清フェリチン値は成人男性では250ng/mL以上，成人女性および小児では100ng/mL以上が理想であるとされています．血清フェリチンが10〜20ng/mL以下の患者では食事からの摂取だけでは鉄は十分に補うことはできないと考えられます．また，血清フェリチンが70ng/mL未満の成人では何らかの精神症状が出ることがあり得るとする医師もいます.

　栄養の改善が発達障害の治療に有効であることが広く認められるエビデンスを確保すれば，神経発達障害の臨床における大きなパラダイムシフトになるでしょう．しかし，鉄剤や亜鉛製剤は安価であり，利益に結びつかないと考える人々の大きな抵抗を受ける可能性も否定できません.

参考文献

1) 石崎優子, ほか. 急性期入院治療. 小児科臨床. 2007; 60: 475-80.
   (小児の入院に際しての心理的問題についての総説)

2) 松嵜くみ子. 小児医療における心理・社会的サービスの充実にむけて. 日児会誌. 2015; 119: 1719-27.
   (小児医療における臨床心理学的側面からみた問題点とサービスについての総説)

3) 石川信一, ほか. 臨床児童心理学 実証に基づく子ども支援のあり方. 東京: ミネルヴァ書房; 2015.
   (教育現場における臨床心理学や精神医学の視点に立った子ども支援の参考書)

4) 齊藤万比古, ほか. 知ってほしい乳幼児から大人までの ADHD・ASD・LD ライフサイクルに沿った発達障害支援ガイドブック. 東京: 診断と治療社; 2017.
   (専門家を対象とした, 本当に大切なことは何かを伝えようとする意欲作)

5) 岩坂英巳, ほか. 困っている子をほめて育てるペアレント・トレーニングガイドブック—活用のポイントと実践例—. 東京: じほう; 2012.
   (具体的な例を通じて, ペアレントトレーニングについて学ぶことができる)

6) 日本発達障害ネットワーク編. 改訂版・発達障害児のための支援制度ガイドブック. 東京: 唯学書房; 2015.
   (発達障害者支援法と共に生まれた財団による有用なガイド)

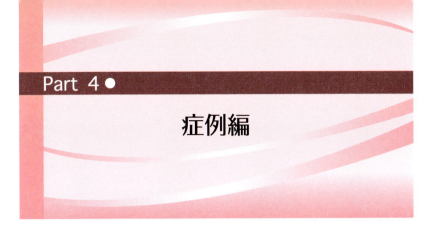

Part 4 症例編

　ここでは，いろいろな症例を紹介します．ただし，患児やその関係者のプライバシーの保護をする必要性から，単一の児ではなく，同じ症状のある複数の子どものことを一人に集約するように編集して，典型的な症例になるように工夫しています．

症例 1

　18 歳の大学 1 年生の女子の A ちゃん．自分を"ちゃん"づけで呼ぶ習慣があると気づかれた幼稚園から小学校低学年までは，定型発達であったことは確実で，友人も多く，幼稚園や小学校の教諭からも問題を指摘されたことはなかった．しかし，小学校 4 年生から，普段は仲の良いクラスメートに対して突然切れるようになり，その度に相手を罵倒し，数日間は徹底的に嫌う態度を示し，暴言を吐くという出来事が半年に 2 〜 3 回ほどの頻度で教師によって観察されるようになった．

　小学校 6 年生になると同級生だけではなく，低学年の子どもに対しても暴言を浴びせ，身体的な暴力を振るうようになった．同時に，インターネット動画サイトで残虐な殺戮シーンを描写した作品を好んで閲覧するようになったため，父親が心配して有罪サイトをブロックする設定を行ったところ，自宅で大暴れして母親に包丁をつきつけて「殺してやる！わたしのことなんか，みんなどうでもいいんでしょ！皆殺しにしてやる！」と叫び，さらに食器類を多数叩き割った．母親からの連絡を受けて父親が慌て

て帰宅したところ，近隣者の通報を受けた警察官が既に到着しており，Ａちゃんは「ごめんなさい，もうしません」と何度も泣きながら謝っていたが，警察官が立ち去るのを確かめると同時にＡちゃんは何事もなかったような表情で自分の部屋に戻り，翌朝まで部屋に閉じこもっていた．翌朝は，いつも通りに朝食を食べて，いつも通りに登校し，それから数日間は何事もなく過ごしていた．その後も月に１度か２度，同級生や下級生に暴言を吐くなどの問題行動が見られたが，両親は手をこまねくだけだった．

中学校１年生になると，Ａちゃんは「人を殺すとどんな感じなのだろう…」「誰かを殺してみたい」などとつぶやきながらカエルや昆虫を殺しているところを同級生や母親に目撃されるようになった．そして，残虐な動画を閲覧する頻度が次第に増加していることを心配した母親が担任に相談したところ，小児発達外来を受診するようにアドバイスを受けた．そこで，近医である某公的病院小児科を受診したが，「発達障害はない」と診断された．

その後，学校での感情のコントロールができず，自分の失敗を同級生の責任だと叱責し，担任教師に対して言葉での激しい批判を強引な理屈で繰り広げるようになった．当時のＡちゃんは養護教諭のことが好きで，その養護教諭のような人になりたいと話していたことから養護教諭が介入すると素直に「ごめんさない」と謝って静かになった．しかし，養護教諭の姿が見えなくなると，何事もなかったかのように自分がしたいと思うことを始めるなど，周囲の子ども達からは反省のない嫌な子であるとみなされていた．その行動は常に注意深く，繊細さと周到性を伴ったもので，多動や常同行動は観察されなかった．

中学校校長は担任教諭と養護教諭と相談し「専門医による診察で発達障害ではないという診断だったわけで，同じクラスや同じ学年でＡちゃんと同じ問題行動をする子どもがいないことを考えると教育環境の不備だとは思えない．つまり，これはＡちゃんの性格の問題なので，根気良く何度も教師として言って聞かせ

るしかないだろう」という結論に達したという．しかし，Ａちゃんの言動は中学校３年間，エスカレートすることはあっても治まる兆しはなく，両親は困り果てていた．

　高校生になると，Ａちゃんは周囲の生徒たちから敬遠され，孤立するようになった．授業中，各教科の担当教師に対して議論を仕掛けるようになり，授業の妨げになると叱責されるとしばらく黙り込むが，その後も執拗に議論を仕掛けようとするなど，周囲の生徒たちに反省を知らない空気を読めない子だとみなされるようになった．

　高校２年生の夏休みが終わると，Ａちゃんは教師に対する批判や議論をしなくなったが，授業中に教科書ではなく，動物解剖学の本や人体図鑑を見つめている姿が目撃された．しかし，周囲の生徒達はＡちゃんとのトラブルに巻き込まれたくない，かかわりあいたくないとの理由で，見て見ぬふりをしていたという．教師たちもＡちゃんがナイフを隠し持っているらしいという噂のために，Ａちゃんへの対応に気後れを感じるようになり，Ａちゃんが静かにしていることが多くなったことを表向きの理由にして，Ａちゃんを避ける傾向が明らかになった．すると，Ａちゃんはますます静かな女の子に変貌していった．しかし，目立たない形でのおとなしい同級生に対する嫌がらせは継続していた．それを目撃した別の同級生たちによってＡちゃんは様々な好ましくない噂をされていたようであった．

　高校を卒業すると，Ａちゃんは大学に進学した．そして，自然観察をする同好会に入会し，新入生歓迎会の宴席で，酒に酔った同級生の男子学生に暗い子だと言われ，その男子学生が所持していたナイフで刺した．幸い軽症であったことと，男子学生が酔った上で周囲の女子学生の体を触るなどしていたことから警察沙汰にはならなかったが，同好会の先輩にあたる数名の女子学生がＡちゃんを自宅に送り届け，迎えに出た両親に対してＡちゃんの当日の行動を説明した．それを受けて，両親はＡちゃんを連れ

129

て来院された.

診 断

反抗挑発症（oppositional defiant disorder：ODD）

解 説

　ODD は神経発達障害ではなく，DSM-5 では「秩序破壊的・衝動制御・素行症群」とよばれるカテゴリーに含まれるもので，神経発達障害でも時に併存することはあり得ますが，独立した診断名として確立したものです．神経発達障害のうち，ジャイアン症候群ともよばれることがある攻撃的な衝動性が目立つ ADHD に併存していたり，鑑別が難しい症例があることが知られていたりするので，ご存知の方も少なくないと思います．衝動的な暴力行為や周囲の人々の評価を重視し過ぎると ADHD と誤診される可能性があると思われる症例も少なくありません．ODD は過剰な怒りと言葉による攻撃を含む攻撃行動によって特徴づけられること，イライラがない時には円満な社会性が保たれているために問題の存在に気づかない人もいるという点で神経発達障害とは異なります.

　ODD は，怒りやイライラした気分，反抗的・挑戦的な言動および執念深さが，頻繁かつ長期的にわたって観察されることを特徴とする異常であり，身近にいる家族，つまり，小児期では両親などの養育者，既婚者では配偶者にその特性によるストレスを持続的に与えることがしばしば問題になります.
　また，どの年齢であっても患者にとっても社会的適応が悪化する可能性があり，学校で周囲の子ども達から仲間はずれにされる理由になる場合，あるいは，職場の人間関係が上手くいかずに退職を繰り返す場合も少なくありません．夫婦間では離婚の直接的な理由になったり，不和が続いたり，家庭内暴力につながったり

Part 4 症例編

する要因になることもあります.

そのため, 早期の状態把握と具体的な対策が必要であるとされます. ODD と鑑別すべきものは, 精神病性障害, 物質使用障害(薬物中毒), 抑うつ障害, 双極性障害, 重症気分調節症などがあげられています.

なお, 小学生における ODD の有病率は男児で約 7%, 女児で約 5% と考えられており, 抑うつや不安の上に立った回避行動である場合も少なくないという報告もあります. しかし, ODD は小児期から成人期にもち越す例が多く, 予後不良であるという調査結果も報告されており, 早期発見・早期支援が唯一の対応方法であると考えられます. 発症時期は幼児期から成人期まで様々で, 定型発達の人での発症には不安や孤独感あるいは抑うつ気分が関与していることが少なくなく, 両親またはそのいずれか一方に ODD またはその傾向があることも少なくないようですが, 正確な頻度はわかっていないようです.

ODD の診断や重症度判定, 支援の方法を考える上で最も大切なのは医療面接です. これにより本人と対話しないで周囲の人の話だけで診断を推論することは困難です. ODD の患者が犯罪などで逮捕された際の報道の内容から神経発達障害だろうと推測する人をときに見かけますが, 報道の内容は様々な修飾が付されていることが少なくなく, 鵜呑みにすることはできません.

養育者に面接ができない場合には, 質問紙法が有用なことがありますが, 本人も含めて可能な限り面接と質問紙法は併用すべきです. また, 行動観察法もしばしば併用されます.

医療面接の方法には KSADS-PL 法や DISC-Ⅳ などがあり, 質問紙法には ASEBA や SDQ あるいは ODBI, BASC-2 などの方法があります. 行動観察法には DB-DOS がしばしば用いられています. 心理検査・発達検査としては, 日本版 Vineland-Ⅱ 適応行動尺度や KABC-Ⅱ あるいは WISC-Ⅳ などの知能検査が用

いられます.

　支援法としては，子ども本人への介入よりも先に家族や学校へ
の具体的介入を行うことを重視するマルチシステミックセラピー
がしばしば行われます.また，応用行動分析モデルに基づいたペ
アレントトレーニングや親子相互交流療法，社会的情報処理モデ
ルを利用した問題解決スキル訓練が心理療法士によって行われる
こともあります.

　しかし，ODD に対するこれらの方法による支援効果に関する
エビデンスは現時点では明らかではありません.ODD および
ASD や ADHD に併存する ODD あるいは ODD 様反抗的行動
に対する支援効果に関する事例研究が積み重ねられている段階で
あると表現するのが相応しいようです.症例の A ちゃんの場合
も，ペアレントトレーニングでいくらかの問題行動抑制効果は認
められましたが，将来の予後・転帰は予測不可能です.

　ODD にはときに幼児性が目立つ一面が観察されることがあ
り，「A ちゃん」という自称もそのような一面の表れなのかもし
れません.

　単純な ODD あるいは ODD 様反抗的行動の多くは自然治癒
すると考えている精神科医もいますが，神経発達障害や虐待が加
わった場合にはしばしば予後不良で素行障害とよばれる非行の下
地になることが少なくないとされます.また，既述のように小児
期から成人期までもち越す例も少なくないという報告もありま
す.これは，疾患をどう捉えるか，ということに起因する差異で
はないかと思います.

　A ちゃんの場合，父親による性的虐待の可能性が疑われました
が，確証は得られませんでした.父親が交通事故で亡くなった後
も日常の家庭生活には特に変化はないと母親は証言していまし
た.

　ODD に対しては，薬物療法の効果は期待できないと考えられ

Part 4 症例編

ており，心理療法よりもエビデンスがありません．

症例 2

　7 歳の小学生である B くん．幼稚園時代は，服を着るのが嫌い
で自宅では常に上半身は裸で過ごし，年中 T シャツを着て外出
し，幼稚園では他の子どもに無視されていた．また，外に出すこ
とに抵抗を感じた両親は B くんに外遊びをあまりさせなかった．

　5 歳になって幼稚園教諭から神経発達障害ではないかとの指
摘を受け，両親は夏休みに児童相談所に B くんを連れて行った．
児童相談所で実施された K 式発達検査 2001 の結果は，「姿勢・
運動」が 90，「認知・適応」が 120，「言語・社会」が 122 で
あったが，検査中に落ち着きがないことを指摘され，小児科受診
を勧められた．

　両親は B くんを連れて，普段から利用している自宅近くの公
的病院小児科を受診し，児童相談所で小児科受診を勧められたこ
とや自宅では上半身裸で過ごしていること，外出時に服を着るこ
とを B くんが拒否し，外出時には T シャツしか着たがらないこ
とを小児科医に話したところ，公的なリハビリテーションセン
ターの小児科を紹介された．

　リハビリテーションセンターに両親は B くんと共に出かけ，
これまでの経緯を話したところ，医師は広汎性発達障害という診
断を示し心理療法と作業療法が開始されたが，両親にはそれが
どんな疾患なのかはよく理解できなかった．また，その医師は B
くんに対してなんの心理検査・発達検査も実施しなかった上に，
両親が納得できる説明もしなかった．それが，両親のストレスに
なったと思われた．

　小学校入学の通知が自治体から届き，両親は指定された日に B
くんを連れて学校に出かけて入学前検診を受けた．学校側の態度
は険しく，「広汎性発達障害というとんでもない子どもが入学し

JCOPY 498-32808

133

てくる」という雰囲気で教師達にみられたという印象をもったという.

　リハビリテーションセンターでは，通院する対象児は小学校前までだという理由で通院を打ち切ることになったため，両親は再び，自宅近くの公的病院小児科を訪れ，私が勤務していた施設を紹介された．しかし，当時は予約が殺到していたため，Bくんは3カ月の予約待ちをすることになった.

　入学式の3週間前になって，Bくんは突然，自主的に小学校の制服を着た．その後，かねてから母親が買っていた長袖の服を着るようになり，両親を驚かせた．さらに，Bくんは入学すると加配がある普通学級に編入され，短期間のうちに学校生活に溶け込み，他の子ども達とも社交的にかかわり，クラスの人気者になり成績も良く，教師に対する態度もまじめで行儀がよく，学校関係者と両親を驚かせることとなった.

　しかし，母親はBくんが同じ年齢の子ども達に比べて不器用であることを心配し，予約通りに私の神経発達外来をBくんと夫を連れて受診した.

　来院時，Bくんは初めての病院に目をきらきらと輝かせ，興味をもった様子であった．外来看護師が両親に問診を行っている間，別の看護師がBくんをプレイルームに誘ったところ，Bくんは紙で作った玩具など初めて見るものに興味を示し，誘った看護師と一緒に遊び始めた．Bくんは，自分がなにをどうしたいと考えているのかを熱心に，しかもわかりやすく看護師に伝えることができるだけではなく，看護師の説明を聞いて関連する事柄に関する質疑応答もできる利発で社交的な子どもであることが確認できた.

　しかし，私に届いた医師からの紹介状には「自閉スペクトラム症，アトピー性皮膚炎」という病名が書かれており，リハビリテーションセンターでは広汎性発達障害として通院して心理療法や作業療法を受けていたが効果がなかったと記載されていた．そ

して，リハビリテーションセンターでの治療が打ち切られたので，その後のフォローをして欲しいという趣旨の文章が記載されていた．

母親にアトピー性皮膚炎について質問したところ，「アトピー性皮膚炎という病名を医師や看護師から告知された記憶はない」との返答があり，医療者との信頼関係が確立されていない可能性があることが疑われた．

両親がみているところで，私はBくんに話しかけた．Bくんは，学校生活が楽しく，学習も同級生と遊ぶことも楽しいと言い，はじめて来た病院なのに看護師さんが優しいお姉さんで良かった，とも話した．看護師は，Bくんはとても理解力があり，社交的で温和であり，かつ子どもらしい無邪気な積極性を示す子どもだとの印象をもったと報告した．

私はBくんに，学校に行くようになる少し前まで服を着なかった理由を尋ねた．するとBくんは「かゆかったからだよ．でも，そんなことを聞いてくれたお医者さんは，はじめてだよ．みんな僕のことを障害があるって怖い顔で言うんだよ…」と話し顔をしかめてみせた．このことは，またもや両親を驚かせた．

Bくんが看護師と遊んでいる姿は，両親の許可を受けてビデオ撮影されていた．そのビデオに映し出されたBくんの遊ぶ姿は，発達性協調運動障害を示す子どものそれであった．

診 断

発達性協調運動障害を併存する highly sensitive child（HSC）

解 説

アメリカ合衆国の心理学者であるエレイン・N・アーロンが提唱した「人一倍敏感な子」を意味する概念が highly sensitive child（HSC）です．この概念にあてはまる子ども達に共通する特性は，感覚に対する敏感さであり，それゆえに神経発達障害，

特に自閉スペクトラム障害の下位症状である感覚過敏・知覚過敏と誤解されることが少なくなく，それを理由に神経発達障害と誤診されることが少なくないといわれています．

　Bくんの場合，痒みのために特に上着を着ることを嫌ったため，"上半身が裸であることにこだわるこども"という誤解を受け，運動発達が遅いこともあって，広汎性発達障害であるという誤診が導かれたものだと推測されます．

　そこに，両親が納得できる説明がなく，児童相談所で受けたK式発達検査2001に対する適切な評価をする医師がいなかったこともあり，家族は医師・医療者に対する不信感を募らせていたようです．小学校入学前の学校関係者の態度もその誤診が原因だったと両親は考えていました．入学後のBくんに対する教師の評価が入学前とは正反対だったことが大きく影響したようです．

　Bくんに対する誤診の原因は，神経発達障害の診断基準を正しく理解していない医師が症状を誤って解釈したことでしょう．症状を母親から聞いた時点でこだわりがあると決め付けてしまい，服を着たがらないことがこだわりではなく痒みであることに気づかなかったのは，担当した医師が思い込みの強い人物だったことも関係している可能性は否定できません．実は，私はその医師をかなり以前から知っており，その医師の性格特性によって過去に何度か迷惑をした経験があり，嫌な記憶が蘇りました．

　自閉スペクトラム症あるいは広汎性発達障害の子どもが，小学校入学の直前に自然治癒ないし寛解することはあり得ません．この症例は明らかに誤診です．

　Highly sensitive child（HSC）の子ども達は，他人の気持ちに気づきすぎるほど気づく，空気を敏感に読み取ることができるという特性をもっています．だからこそ，Bくんは小学生になると周囲の子ども達にも優しくて賢い子として人気者になったのです．

　Bくんは，幼稚園入園前から服，とりわけ上着を着ることを

Part 4　症例編

嫌ったため，両親はBくんを公園など屋外で遊ばせることをしていませんでした．そのため，Bくんの運動発達が遅れたのではないかと推測し，作業療法士による感覚統合療法を中心とした運動発達の促進を目指すリハビリテーション計画を組むことにしました．大きなボールやブランコ，トランポリンといった遊びなれない遊具にBくんは初めての時は緊張していましたが，次第に遊ぶことの楽しさを覚え，半年間の通院ですっかり年齢相当の運動能力を身につけました．それ以後，Bくんは何の問題もなく学校に通っており，運動会の徒競走でも好成績を収めるようになったそうです．

　Bくんの両親は，自閉スペクトラム症や広汎性発達障害という病名をつけられたことがBくんの将来に悪い影響を与えるのではないか，と心配されていました．しかし，医療機関はもちろん，保険医療審査機関からBくんにつけられた病名が他者に漏れることがないことを説明し，学校の教師たちがBくんを問題のない，むしろ，優秀な生徒であると考えていることが学校側との話し合いで確認できたことからも明らかだと説明すると，安心されました．神経発達障害の臨床では，このような家族の心配も考慮し，適切な対応によるフォローが必要になります．

　この症例で最も問題になることは，公的リハビリテーション病院小児科と公的病院小児科のそれぞれの医師とBくんおよびBくんの両親，特に母親との間に信頼関係が構築できていなかったことだと感じました．児童相談所での発達検査の報告書を読むとBくんの優れている部分と苦手な部分がはっきりとわかります．私がそのことを両親に説明し，優れている部分を褒めたところ，「そんな風に説明して，褒めてくださった先生はありませんでした．最初からここに来ていれば，こんなことにならなかったと思います」という母親の言葉がありました．

　先入観をもって母親の話を聞き，そこで病名を決めてしまって児童相談所の詳細なレポートを読んでいなかった，もしくは，レ

137

ポートが意味することを把握できなかったことによる誤診だと私は確信しました.

　自閉スペクトラム症かどうかの判断を対人関係やコミュニケーションに焦点を向けて考えることに重きを置き過ぎて診断に迷う場合に, 診断の決め手が"こだわりの存在"となる症例は少なくありませんが, それが逆に誤診を招くこともあり得ることを心に留めておくべきだと思います. 私よりも長く小児科医をしている権威があるとされる公的施設の医長や部長でも誤診はあるのです.

症例3

　17歳の男子高校生であるCくん. 他院精神科において不安神経症との診断で処方されたジアゼパム製剤を内服したところ, 約20分後に全身が痒くなり顔や首に蕁麻疹様の膨疹が出現したことを理由に受診してきた. 経緯からジアゼパム製剤による薬剤性蕁麻疹と考え, 抗ヒスタミン薬とステロイドの点滴投与を行った. 点滴終了後に発疹は消退傾向を認めたが瘙痒感が残っていたことから, 抗アレルギー薬の内服薬を処方した.

　また, 不安神経症を心配するので問診を行ったところ, 「同級生の行為に不満を感じた際にどう対応して良いのかがわからず, 自分の机の上に無断で置かれた同級生のカバンをついかっとなって手で叩き落としてしまい, その後のフォローができず, 悩んでしまったことを理由に精神科を受診した」ことが判明し, ADHDの二次障害の可能性を考えた. そして, 診察上, 明らかな胸脇苦満があったことから柴胡剤の症であると考え, 柴胡清肝湯を一緒に処方した.

　1週間後, Cくんは不眠を主訴として来院した. 瘙痒感や蕁麻疹は完治していた. "気持ちがなんとなく落ち着かず就寝がなかなかできないが, 入眠できれば朝まで眠れる"とのことで, ゾル

Part 4 症例編

ピデム錠 5mg を処方することにし，漢方薬を柴胡加竜骨牡蠣湯に変更した．この時，幼稚園時代のことを雑談として質問したところ，幼稚園時代は園での集団生活が苦手で順番が守れない子どもだったと恥ずかしそうに話し，診察室を逃げるように外に出たため，そのまま見送ることにした．

その2週間後，つまり，初診から3週間後にCくんは"だんだん眠れるようになったが，毎日の学校生活に意欲がなく，なんとか出席日数を維持するのが精一杯になってしまいそうな気になり不安になってきた"と受診してきた．

そこで，幼稚園時代や小学生時代のことを詳しく問診した．話すことが苦手であることはそれまでの2回の診療から理解できていたので，ポイントを絞り込んで質問し，答えが上手く言えない場合には，「はい，いいえ」で回答できる質問を出すことにした．

その結果，Cくんが語ってくれたのは「幼稚園時代はとても活発で元気な子どもだった．しかし，順番や約束事を守ることができず，周囲の子ども達と度々トラブルになり，ついかっとなって暴力を振るってしまうことが何度もあった．それで病院に連れて行かれたことはなく，母親と一緒に喧嘩をした相手の家に謝りに歩いた．小学校になってからも同級生との関係は幼稚園時代と同じで，周囲の子ども達からは乱暴だ，性格が悪いと言われ，母親からも性格が悪い困った子どもだと罵られることが何度もあった．小学校の5年生頃から同級生に仲間はずれにされるようになり，中学校ではいじめにあうようになったため，同じ中学校の出身者がいない私立高校を受験し，進学した．しかし，学校では同級生達との付き合い方がわからず，仲間はずれにはされていないが，いじめに遭わないか，軽蔑されないかなど，毎日のように不安があり，自分に自信がもてないまま毎日を過ごしており，母親にもその気持ちを伝えることができない」ということであった．

以上の C くんの話と，話をしている時にも集中力を欠く様子が観察されたことから，C くんには ADHD があり，二次障害としての不安障害や睡眠障害があるものと診断した．

　その後も C くんは定期的に通院し，その時々の悩み事や困ったことを説明した．話をすることで気持ちが整理でき，自分なりの対処法を考えることができるようであったが，意欲がどうしても出ない日が続くとうつ状態になって受診することもあり，一時的に抗うつ薬を症状の変化を診ながら処方した．

　初診から 10 回目の受診になって，C くんは自分が母親と二人暮らしであること，父親は幼稚園入園前に亡くなったことなどを話すようになり，母親に自分の問題である ADHD について医師から説明することに同意した．

診　断

　二次障害としての抑うつ症状や不安障害，社交不安および睡眠障害を伴う思春期 ADHD

解　説

　ADHD があることに周囲が気づかず長期間放置された典型的な症例です．幼稚園時代は元気なやんちゃ坊主でも，就学後は学年が進むにつれて周囲からの強い批判を受ける経験が増え，その経験を挫折として受け止めるようになり，自尊感情・自己肯定感を失い，「どうせ僕なんか…」という自暴自棄的な感情をもつ時期を経て無気力で抑うつ的な状況に陥った状態で受診してきた高校生の一人が C くんでした．いわゆる"のび太症候群"であると言ってよい症例です．

　交通事故で夫を失った母親は経済的に苦しく，一人で必死に子どもを育ててきたのですが，子どもの神経発達障害に気づく心の余裕はもてなかったようです．母親には神経発達障害の特性は認められませんでした．C くんについて丁寧に説明をすると，自分

の不明を反省され，冷静に今後の対応を考えていきたい，Ｃくんのことをもっと母親としてしっかり育て直すつもりで取り組みたいと話されました．この話を聞いたＣくんは，表情が明るくなり，積極的に認知行動療法に取り組むようになり，向精神薬に頼ろうとする態度はなくなりました．その結果，約半年で積極的に通学できるようになり，学校の成績もよくなり，同級生と臆すことなく会話ができるようになりました．

　この間，母親は ADHD の一般向き解説書を買ってＣくんと一緒にこの疾患の障害について学び，Ｃくんの過去の行動を思い出して二人で反省会を繰り返したそうです．認知行動療法よりも，この母親の対応が効果的だった可能性があると私は考えています．

　父親の代わりの分まで頑張ってきた母親の母性が回復したことで，Ｃくんの心の安定が確立できる契機になったものと思われます．

　よりよい環境の整備が神経発達障害に対する支援の第一歩であることを母親が実践して示してくれた事例であったと考えています．

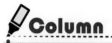

神経発達障害に対する法律と差別の問題

 2005年に施行された発達障害者支援法では,「発達障害者」は発達障害を有するために日常生活または社会生活に制限を受ける者と定義され,「発達障害児」は18歳未満の発達障害者であると定義されていました.

 2016年8月に施行された改正発達障害者支援法では,「発達障害者」は発達障害がある者で発達障害および社会的障壁により日常生活または社会生活に制限を受ける者と定義され,「発達障害児」は18歳未満の発達障害者であると定義されました.

 ここでいう「社会的障壁」は,発達障害がある者にとって日常生活や社会生活を営む上で障壁となる事物,制度,慣行,観念その他一切のものであると定義されています.

 これまで,医師の間では発達障害(神経発達障害)を生活障害として診るべきものであると捉える向きが拡大し,その中には社会的なハンディとして様々な差別という障壁を意識した見解も多々ありました.法律では差別という直接的な表現を回避して「制度,慣行,観念その他一切のもの」と表現しています.

 「社会的障壁」という概念は,2011年8月に改正された障害者基本法に既に取り入れられていましたが,発達障害に対する支援の中核的な位置にある子育て環境の整備やその後の社会参加支援の環境整備を強く意識した発達障害者支援法のこの改正は,画期的なものだと評価できるでしょう.

 このような法律の改正の背景には,国連総会における「障害者の権利に関する条約」にわが国も署名し,それを批准することになったことがあげられています.

 人種や民族の違いによるヘイトスピーチや障害者に対する差別や権利侵害は,わが国だけではなく,世界中の国々で起きているのが現実であり,わが国だけの問題ではありません.人権問題が目立つ国の中には国際的な政治的あるいは宗教的な対立関係などを理由に人権問題を恣意的に強調したい国によって名指されている国もあれば,名指している国自

Part 4 　症例編

体にも様々な差別をはじめとする人権問題が山積していることも現実です．つまり，この地球上には人権問題がない国はなく，対立する相手を人権という言葉の武器で攻撃している人々も国もあります．さらに言うと，その対立を緩和させる手段が経済的利益関係を維持する必要性なのです．残念ながら，これが現実です．

　障害者・児あるいは発達障害者・児に対する差別を代表とする社会的障壁をなくす目的で様々な議論が様々な立場から行われるようになっていることは，人類にとって大きな進歩だと思います．

　ただし，差別などの社会的障壁の根底にあるのはすべての場合において「無知」と「利益の追求」であることを忘れてはならないと私は思います．

　特に無知による差別の問題は，社会生活の場面だけではなく，良好な家族関係・親子関係を維持することに対する障壁にすらなるという事実を忘れてはなりません．その意味でも，家族支援の第一歩として疾患に対する正しい理解を促進することは重要な意味をもつのです．

　もちろんその前に医師が正しい理解をし，正しい診療のあり方を模索しなければなりません．

索　引

▌あ行

愛着形成	4
愛着障害	4
亜鉛欠乏	125
アトモキセチン	92
安心感	65
安全感	65
異染性白質変性症	74
遺伝性疾患などによる	
症候性発達障害	28
遺伝的要素	3
うつ病・うつ状態	97
運動症	75

▌か行

外在化障害	110
カウンセリング	81
かかりつけ医	10, 14
家族の権利	110
家族のライフサイクル	103
家庭医	11
感覚処理障害	86
感覚調節障害	86
感覚統合	86
感覚統合障害	86
感覚の特異性	122
環境因子	4
漢方薬	96
気になる子ども	13
気分調整不全	29
虐待	27, 73
強度行動障害	69

グアンファシン塩酸塩	93
血清フェリチン	125
限局性学習症	73
限局性学習障害	73
言語	60
言語障害，言語症	60
言語聴覚士	62, 84
言語発達障害	60
言語やコミュニケーションの	
社会的な使用	63
言語理解	61
限定された反復する様式の	
行動，興味，活動	64
行為機能障害	86
構音機能	61
行動心理学	106
公認心理師	9
語音	60
個人差	33
こだわり行動	65
子どもの機能的視力検査法	52
子どものライフサイクル	103
コミュニケーション	60
コミュニケーションの障害	59

▌さ行

作業療法士	84
差別	109
思春期支援	112
視知覚認知機能	51
している ADL	85
児童相談所	13
児童福祉課	13

145

自費診療	9	選択的緘黙	31
自閉スペクトラム症	1, 27, 28, 64	先天的な機能障害	11
自閉性スペクトラム障害	1	専門外来	7
社会環境に適合する行動	59	総合診療医	11
社会適応能力	66	相互関係における持続的障害	64
社会的コミュニケーション	64	ソーシャル・スキル・	
社会的コミュニケーション症	27	トレーニング（SST）	42, 87
社会的コミュニケーション障害	63		

た行

社会的サポート	41	退院支援	123
社交不安症	64	男女比	5
周産期要因	59	チック症	75
就労支援制度	118	知的障害	58
受診動機	23	知的障害者福祉法	2
出生後要因	59	知的発達症	58
出生前要因	59	知能	58
常同運動障害	75	知能指数	58
常同行動	65	注意欠如・多動症	1
小児総合診療医	11	中核症状	27
書字障害	74	聴覚障害	61
徐放性メチルフェニデート製剤	92	低出生体重児	46
心因反応	12	できる ADL	85
神経発達症	1	鉄欠乏	125
神経発達障害	1	統合失調症	30
神経発達障害の医療化	6	トゥレット障害	75
診断の質的変化	2	ドーパミン	72
信頼関係	23, 137	読字障害	74
心理検査	8	特別支援教育	3, 111
心理社会的治療法	106	特別支援教育のための	
心理相談	8	ガイドライン	111
心理的サポート	41	ドグマ	24
心理的プレッシャー	63	トラウマ	38
診療情報	14		

な行

睡眠障害	115	内在化障害	110
スクリーニング検査	13	二次障害	12, 23
生活障害	7	日本語版 M-CHAT	31
正常な聴力	61	日本語版 SDQ	31
成人発達障害外来	114		
摂食障害	69		

索引

日本版 KABC-Ⅱ	74
入院生活	120
認知機能	5, 11
脳機能障害	3, 5
ノルアドレナリン	72

は行

発達障害支援センター	13
発達障害者支援法	2, 6
発達性協調運動障害	47, 75, 76, 135
母親らしい思い込み	24
反抗挑発症	130
反応性愛着障害	29
反応性愛着障害	
（反応性アタッチメント障害）	28
微細脳機能障害	5
頻尿および過活動性膀胱	99
不安・苛立ち	95
フィードバック	33
不器用	27
副腎白質変性症	74
不眠症	94
プライバシーの保護	110
プライマリケア	7, 10
プライマリケア医	11
フラッシュバック	38
文化的背景	6
ペアレントトレーニング	
	72, 88, 106, 111
便秘	99
保険診療	9
保健センター	13

ま行

マグネシウム	124
未就学児	103

や行

薬物療法	91
要保護児童対策地域協議会	111

ら行

ライフ・スキル・	
トレーニング（LST）	42, 87
理学療法士	84
リハビリテーション	81, 84
臨床心理士	84

欧文

ADHD	28, 70
AQ 日本語版	67
AQ 日本語版・児童版	32
attention-deficit/hyperactivity	
disorder（ADHD）	1
autism spectrum disorder（ASD）	
	1, 27, 28, 64
DN-CAS 認知評価システム	74
DSM-5	19
functional MRI	72
highly sensitive child（HSC）	135
M-CHAT 日本語版	67
NICU 退院児	46
Niemann-Pick 病	74
Vineland 適応行動尺度	66
Wilson 病	74

橋本　浩

昭和62年奈良県立医科大学卒業

卒業後は同大学小児科に入局し，小児科・新生児科（NICU）を研修し，国立療養所福井病院小児科にて一般小児科診療，血友病の診療，障害児医療に従事しつつ内科や整形外科病棟の管理当直で経験を積み，その後は診療所にて総合小児科と内科の診療を実践し，平成19年3月から上海市にてセントミカエル病院（中文名称：上海天檀普華医院）などで，欧米やアジア各国の医師と協力して，日本人のみならず世界各国の人々を対象とした内科，総合診療科，小児科を担当．平成23年3月に帰国後，北海道の別海町立病院小児科および三重県の伊賀市立上野総合市民病院総合診療科・小児科の嘱託医を経て，平成27年7月から奈良県の生駒市立病院小児科に常勤医として移籍し，小児科および総合診療科・内科の外来に加え，ERやICU管理当直も担当した．

アレルギー疾患をはじめ，血液疾患，感染症，神経疾患，神経発達障害など様々な分野を総合的に診療してきた経験があり，新生児から高齢者まで外来や入院での診療を実践中．産科救急にも対応する新生児科医でもある．

平成29年春から，東大阪生協病院にて，小児科，内科および総合診療科の医師として，多彩な診療活動に従事している．

平成30年2月より八雲町熊石国民健康保険病院 小児科・内科

主な著書:

中外医学社	『かぜ診療の基本』『子どもの心を診る医師のための 発達検査・心理検査入門』『医療従事者のための臨床小児栄養学入門』
ミネルヴァ書房	『暮らしの科学シリーズ 花粉症 治療とセルフケア Q & A』
秀和システム	『発達心理学がよ〜くわかる本』
日本実業出版社	『早わかり科学史』
風見書房	『お母さんのための小児科講座』
河出書房新社	『図解だれでもわかるユビキタス』
羊土社	『ナースのためのパソコン"超"入門』　　など

神経発達障害診療ノート　　　　　　　　　　　　　Ⓒ

発　行	2018 年 3 月 10 日　　1 版 1 刷	
著　者	橋本　浩	
発行者	株式会社　中外医学社	
	代表取締役　青木　滋	
	〒 162-0805　東京都新宿区矢来町 62	
	電　話　　03-3268-2701（代）	
	振替口座　　00190-1-98814 番	

印刷・製本/有限会社祐光　　　　　　　　　＜ KS・SH ＞
ISBN978-4-498-32808-2　　　　　　　　Printed in Japan

|JCOPY| ＜（社）出版者著作権管理機構 委託出版物＞
本書の無断複写は著作権法上での例外を除き禁じられています．
複写される場合は，そのつど事前に，（社）出版者著作権管理機構
（電話 03-3513-6969，FAX 03-3513-6979，e-mail: info@jcopy.
or.jp）の許諾を得てください．